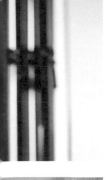

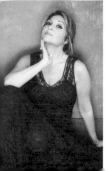

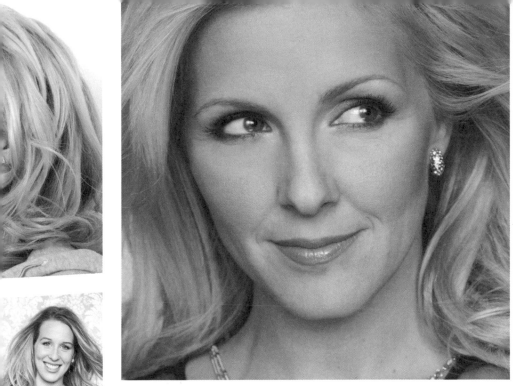

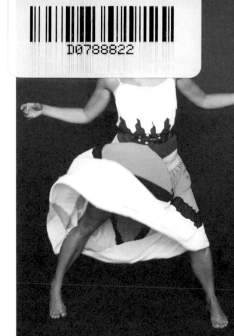

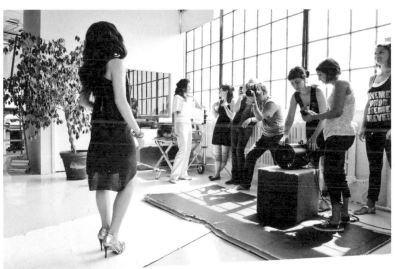

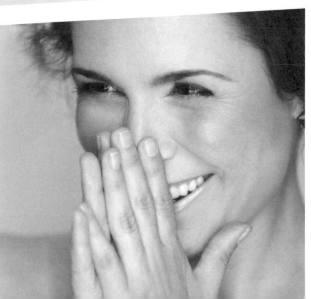

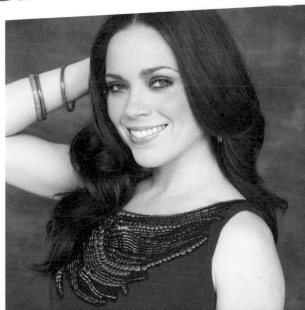

*À Françoise Morin, ma mère,
et à toutes ces femmes qui
ont rempli ma vie.*

BRUNO RHÉAUME

MAQUILLEUR DE VÉRONIQUE CLOUTIER

BELLES

OUTILS ET ASTUCES POUR UN MAQUILLAGE RÉUSSI

Québec Amérique

Catalogage avant publication de Bibliothèque et Archives nationales du Québec et Bibliothèque et Archives Canada

Rhéaume, Bruno
Belles : outils et astuces pour un maquillage réussi
ISBN 978-2-7644-1090-5 (version imprimée)
ISBN 978-2-7644-1160-5 (PDF)
1. Maquillage. I. Titre.

TT957.R43 2012   646.7'26   C2011-942752-4

Bibliothèque nationale du Québec
Bibliothèque nationale du Canada

Nous reconnaissons l'aide financière du gouvernement du Canada par l'entremise du Fonds du livre du Canada pour nos activités d'édition.

Les Éditions Québec Amérique inc. tiennent également à remercier l'organisme suivant pour son appui financier : Gouvernement du Québec - Programme de crédits d'impôts pour l'édition de livres - Gestion SODEC.

SODEC
Québec ✚✚ ✚✚

Les Éditions Québec Amérique
329, rue de la Commune Ouest, 3e étage
Montréal (Québec) H2Y 2E1 Canada
Tél. : 514 499-3000, télec. : 514 499-3010
www.quebec-amerique.com

Imprimé au Canada
10 9 8 7 6 5 4 3 2 1   16 15 14 13 12
PO 507 Version 1.0

Président : Jacques Fortin
Directrice générale : Caroline Fortin
Directrice des éditions : Martine Podesto

Éditrice : Myriam Caron Belzile
Auteur : Bruno Rhéaume
Directrice artistique : Nathalie Caron
Graphiste : Julie Villemaire
Illustratrice : Anouk Noël

Coordinateur du projet : Michel Viau
Responsable de l'impression : Salvatore Parisi
Responsable du prépresse : François Hénault
Programmeur : Gabriel Trudeau-St-Hilaire
Révision linguistique : Sabine Cerboni

Modèles : Véronique Cloutier, Élyse Marquis, Julie Perreault,
    Isabelle Racicot, Marianne St-Gelais, Louisette Dussault,
    Rosalee Jacques, Catherine Bérubé, France Néron,
    Carole Néron, Isabelle Pelletier, Sandra Rossi, Sonia Benezra

Photographe : Pierre Manning – shootstudio.ca
Assistants à la photographie : Fabrice Gaëtan et Émilie Routhier
Coiffure : Amélie Thomas et
    Manon Côté (coiffure Véronique Cloutier)
Stylisme : Sandra Bernard

Les Éditions Québec Amérique tiennent à remercier les commanditaires suivants, qui ont gracieusement prêté vêtements et accessoires pour les séances de mise en beauté :
    ALDO
    BCBG MAX AZRIA
    HOLT RENFREW

TABLE DES MATIÈRES

COMMENT UTILISER CE LIVRE

QUELQUES ÉLÉMENTS POUR VOUS REPÉRER DANS LES PAGES

Les douze chapitres de ce livre présentent des mises en beauté, réalisées sur des femmes très différentes les unes des autres. Pour chacune d'entre elles, j'ai réalisé un *look* unique, qui pourra vous inspirer et vous guider dans la réalisation de vos propres créations.

Chacun de ces chapitres inclut une fiche technique, qui résume à la fois les éléments qui ont guidé mes choix de maquillage, et les articles et produits qui ont été nécessaires à sa réalisation. Tout comme en cuisine, les ajustements de dosage et les substitutions d'ingrédients sont permis, et même encouragés si vous voulez que le résultat soit parfaitement à votre goût.

FICHE TECHNIQUE
La fiche technique est toujours présentée sur fond noir, pour un repérage facile.

PHOTOGRAPHIE DE DÉPART
Cette photo vous permet de voir le visage de la modèle avant la réalisation du maquillage, et de mieux comprendre les effets obtenus.

REPÈRES
Ces points indiquent les caractéristiques physiques de la modèle qui ont eu une influence sur mes choix de maquillage. En vous référant à la section *Quelques repères,* vous pourrez en savoir plus sur les formes de visage et de yeux auxquelles il est fait référence dans cet encadré.

LISTE DES PRODUITS UTILISÉS
Si plus d'un style est réalisé dans un chapitre, les produits qui sont utilisés uniquement pour la deuxième version du maquillage sont regroupés sous l'intitulé *Transformation.*

LISTE DES OUTILS UTILISÉS

PALETTE DES COULEURS UTILISÉES
Les couleurs et finis des principaux produits utilisés sont représentés dans cette palette. Des numéros permettent d'associer facilement pastille et produit. Les couleurs que vous employez n'ont pas à être absolument identiques : il s'agit d'une référence.

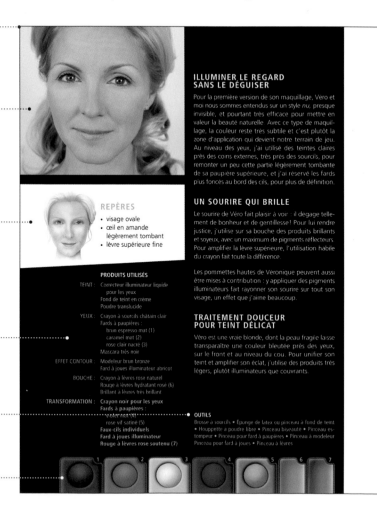

ILLUMINER LE REGARD SANS LE DÉGUISER
Pour la première version de son maquillage, Véro et moi nous sommes entendus sur un style *nu*, presque invisible, et pourtant très efficace pour mettre en valeur la beauté naturelle. Avec ce type de maquillage, la couleur reste très subtile et c'est plutôt la zone d'application qui devient notre terrain de jeu. Au niveau des yeux, j'ai utilisé des teintes claires près des coins externes, très près des sourcils, pour remonter un peu cette partie légèrement tombante de sa paupière supérieure, et j'ai réservé les fards plus foncés au bord des cils, pour plus de définition.

UN SOURIRE QUI BRILLE
Le sourire de Véro fait plaisir à voir : il dégage tellement de bonheur et de gentillesse ! Pour lui rendre justice, j'utilise sur sa bouche des produits brillants et soyeux, avec un maximum de pigments réflecteurs. Pour amplifier la lèvre supérieure, l'utilisation habile du crayon fait toute la différence.

Les pommettes hautes de Véronique peuvent aussi être mises à contribution : y appliquer des pigments illuminateurs fait rayonner son sourire sur tout son visage, un effet que j'aime beaucoup.

TRAITEMENT DOUCEUR POUR TEINT DÉLICAT
Véro est une vraie blonde, dont la peau fragile laisse transparaître une couleur bleutée près des yeux, sur le front et au niveau du cou. Pour unifier son teint et amplifier son éclat, j'utilise des produits très légers, plutôt illuminateurs que couvrants.

REPÈRES
- visage ovale
- œil en amande légèrement tombant
- lèvre supérieure fine

PRODUITS UTILISÉS

TEINT : Correcteur illuminateur liquide pour les yeux
Fond de teint en crème
Poudre translucide

YEUX : Crayon à sourcils châtain clair
Fards à paupières :
brun espresso mat (1)
caramel mat (2)
rose clair nacré (3)
Mascara très noir

EFFET CONTOUR : Modeleur brun bronze
Fard à joues illuminateur abricot

BOUCHE : Crayon à lèvres rose naturel
Rouge à lèvres hydratant rosé (6)
Brillant à lèvres très brillant

TRANSFORMATION : Crayon noir pour les yeux
Fards à paupières :
violet ardoise (4)
rose vif satiné (5)
Faux-cils individuels
Fard à joues illuminateur
Rouge à lèvres rose soutenu (7)

OUTILS
Brosse à sourcils • Éponge de latex ou pinceau à fond de teint • Houppette à poudre libre • Pinceau biseauté • Pinceau estompeur • Pinceau pour fard à paupières • Pinceau à modeler • Pinceau pour fard à joues • Pinceau à lèvres

« Un conseil de chef : donnez-vous l'occasion de réaliser la recette une fois avant d'y rajouter du piquant!
BRUNO »

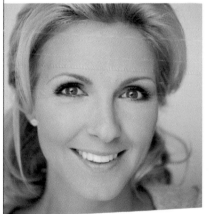

45

LES YEUX

Il y a plusieurs couleurs à l'intérieur des iris de Véro, le vert étant prédominant dans un mélange qui inclut aussi du gris et du jaune. À mon humble avis, toutes les couleurs, aussi bien terreuses que chaudes ou froides, conviennent pour mettre ses yeux intenses en valeur. En fait, j'aime particulièrement mélanger ces trois palettes, ce qui permet d'apporter toutes sortes de nuances. Il peut m'arriver d'utiliser une dizaine de fards différents pour obtenir des jeux de couleurs particuliers... même si je me doute que je serai peut-être le seul à en remarquer toute la subtilité!

Je me suis limité cette fois-ci à trois couleurs de fards à paupières, question de bien en démontrer les techniques d'application et de vous montrer combien peu de produits sont nécessaires pour l'obtention d'un résultat seyant. Le fard foncé vient définir le contour de l'œil tout en douceur, le fard moyen accentue le creux au-dessus de la paupière mobile et rectifie l'angle de la paupière supérieure, et le fard clair crée un point de lumière sous le sourcil : voilà, au fond, l'essentiel des principes appliqués tout au long de ce livre.

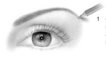

1 **Crayon à sourcils** : On renforce et corrige le tracé des sourcils avec de petits traits de crayon châtain clair, qu'on estompe ensuite soigneusement avec une brosse à sourcils.

2 **Fard brun espresso mat** : Tout le long des cils supérieurs, on étend le fard à l'aide d'un pinceau biseauté, avec lequel on étire ensuite un peu de pigment vers le haut de façon à venir encadrer le coin extérieur de la paupière mobile. Au pinceau estompeur *smudge*, on applique puis estompe un peu du même fard sous les cils inférieurs, en évitant le coin interne.

ÉTAPE PRINCIPALE

Chaque mise en beauté est segmentée en quatre étapes principales, soit *Les yeux, Le teint, L'effet contour* et *La bouche*. Vous pouvez à votre guise combiner les étapes principales de différents chapitres, selon les caractéristiques de votre visage et l'effet recherché.

TECHNIQUE D'APPLICATION

L'application de chaque produit est expliquée à l'aide d'illustrations et de courts paragraphes précisant l'outil utilisé, la technique employée, et la zone maquillée.

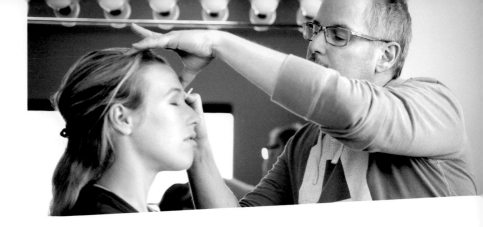

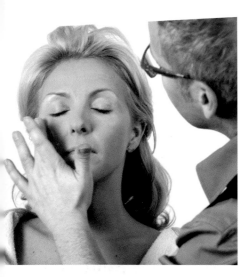

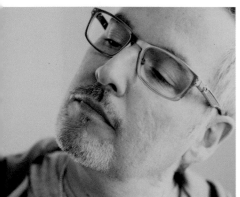

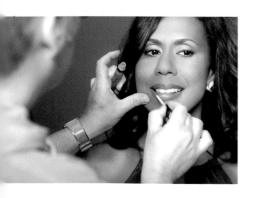

« Bruno Rhéaume. Un grand maquilleur.

C'est ce qu'on m'a dit de lui quand je l'ai connu, à la fin des années 90. Il ne m'a fallu que quinze minutes sur sa chaise pour en être convaincue.

Bruno a un talent incroyable. Pour lui, manier le pinceau, choisir la bonne couleur, tracer une ligne de sourcils, mettre en lumière… ce n'est pas un talent, c'est un don. Mieux encore, c'est une passion, voire une vocation.

Bruno Rhéaume, un grand maquilleur. Mais aussi un ami précieux.

J'ai insisté pendant plusieurs années pour qu'il publie un livre sur son art. Parce que je crois que chaque femme devrait pouvoir bénéficier de ses précieux conseils. Soyez assurées, chères lectrices, que vous êtes entre de très bonnes mains. Je vous le prête pour ces quelques pages mais… je le garde !

Un mot pour toi, Bruno : je sais que tu as mis tout ton cœur et ton expertise dans cet ouvrage. Merci pour ton dévouement et ta générosité. Je nous souhaite encore des dizaines d'années de complicité.

Je t'aime.

Bonne lecture mesdames !

VÉRONIQUE CLOUTIER »

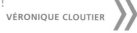

AVANT-PROPOS

PARLONS MAQUILLAGE, MAIS AVANT TOUT PARLONS BEAUTÉ…

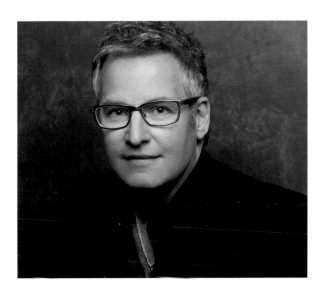

Il n'y a pas de femmes banales, que des beautés qui s'ignorent. Depuis le début de ma carrière de maquilleur, il y a plus de 30 ans déjà, voilà une phrase que j'ai répétée souvent, et en laquelle je crois sincèrement. La réticence qu'avaient les femmes à me croire est certainement l'une des raisons qui m'ont poussé à écrire ce livre : les paroles s'envolent, mais les écrits restent, dit-on!

Un jour, peu avant de commencer l'écriture de *Belles,* je me suis permis de faire ce calcul rapide : 1 visage par jour x 330 jours * x 30 ans = plus de 10 000 visages maquillés. Devant ce nombre costaud, je me suis senti d'attaque. J'avais l'expérience, le *vécu* comme on dit, pour parler avec confiance de beauté et de maquillage. Encouragé par Véro, je me suis donc lancé, et me voilà, à donner sans retenue conseils,

trucs et astuces de maquillage, autant d'outils pour que chacune puisse trouver ce qui la rendra plus belle à ses propres yeux.

Je ne prétends pas tout savoir, loin de là. En fait, j'ai réalisé il y a longtemps qu'il n'y a pas de règle absolue en maquillage, seulement des guides. Le constat qui a suivi, c'est qu'en l'absence de ces guides, c'est beaucoup plus intimidant d'essayer, d'oser, de risquer.

Depuis l'enfance, j'ai toujours adoré ces films où une jeune fille solitaire, avec des lunettes épaisses, des cheveux gras, et peu d'entregent se révèle finalement être une confiante et séduisante adolescente. Je crois que je me suis toujours reconnu dans ce bon ami qui l'aide à révéler ses atouts au grand jour… Et, comme lui, j'ai fini par comprendre qu'il n'est pas question de choisir entre l'intelligence et la beauté, mais bien de mettre la première à profit pour atteindre la seconde. À chacune de tracer sa voie vers l'épanouissement de sa beauté.

C'est avec cette idée en tête que j'ai convié quelques-unes de mes amies à ce projet un peu fou : un livre qui vous donne des idées, pour mieux vous laisser faire ce que vous voulez. Maintenant qu'est réalisé mon rêve d'écriture, à vous de réaliser les vôtres. Sur ce, je vous souhaite une bonne lecture, et beaucoup de plaisir.

Bruno

*Je ne travaille pas tous les jours, mais je refuse rarement de maquiller une amie… même en vacances!

MES COLLABORATEURS
PASSIONNÉS, PASSIONNANTS ET INSPIRANTS

« Quand une équipe
fonctionne dans l'harmonie,
il faut regarder qui la dirige…
et qui la compose !
BRUNO »

Faire un livre est toute une aventure, même pour quelqu'un qui est habitué aux plateaux de télé. Heureusement, j'étais entouré d'une équipe solide et hautement qualifiée, dont chacun des membres apportait quelque chose d'unique.

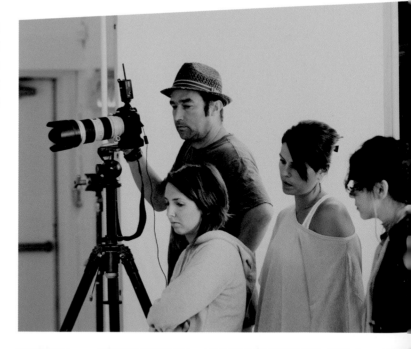

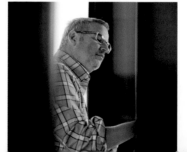
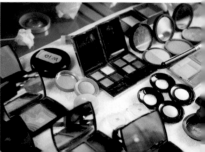

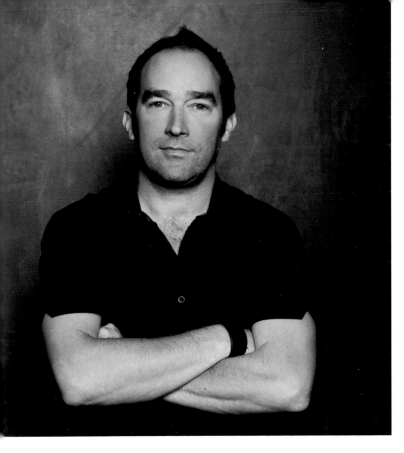

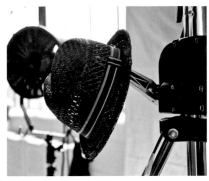

PIERRE MANNING
PHOTOGRAPHIE

Pierre est un photographe d'expérience, qui a un portfolio impressionnant pour témoigner de son talent de portraitiste. Je n'avais donc aucun doute sur sa capacité à prendre des clichés laissant transparaître toute la beauté de mes modèles.

N'empêche, avant de le sonder pour savoir si le projet l'intéressait, je l'ai observé travailler, agir, et interagir pendant quelques séances de photos. Ce que j'ai vu correspondait tout à fait à ce qu'il me fallait : en plus de ne l'avoir jamais vu perdre son calme, j'ai été conquis par le fait qu'il sait être sérieux sans jamais se prendre lui-même au sérieux.

Pour moi le photographe était un pilier de ce livre, il fallait donc qu'on puisse se parler, et même se ramener à l'ordre au besoin. Avec Pierre, j'avais tout ça : c'est un créateur, mais aussi un gars de famille, d'équipe, et je savais qu'il saurait apporter sa couleur personnelle tout en respectant ma vision des choses.

En prime, c'est également quelqu'un qui s'entoure de gens compétents, organisés et accueillants. Un bon photographe sait que chaque détail compte lors de la prise de photos, et que de bons assistants font toute la différence. Dans ce cas-ci j'ai été comblé : un grand merci à **Émilie Routhier** et à **Fabrice Gaëtan**, qui ont joué ce rôle à merveille.

www.shootstudio.ca

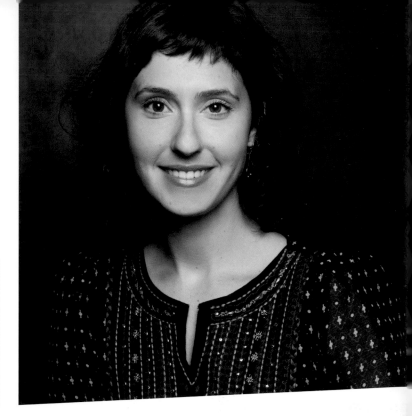

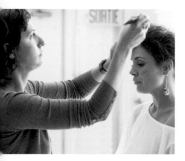

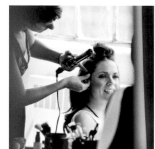

AMÉLIE THOMAS
COIFFURE

La coiffure est un art pour lequel j'ai un grand et profond respect. En photo, elle va main dans la main avec le maquillage, et la chimie doit être parfaite pour que la magie opère. J'ai été comblé avec Amélie à ce chapitre. En quelques mots, et parfois même sans avoir à se parler, on se comprend et se complète : du vrai bonbon.

Vive, attentive et pleine d'imagination, Amélie arrive toujours sur le plateau munie d'une palette d'idées, de propositions. Chaque modèle devient une muse, et chaque chevelure une œuvre, ce qui correspond tout à fait à ma façon d'approcher le maquillage… et la vie !

www.ameliethomas.com

Je tiens aussi à remercier la belle **Manon Côté**, coiffeuse attitrée et complice officielle de Véro, qui a réalisé les différents *looks* capillaires qu'on la voit arborer dans ce livre.

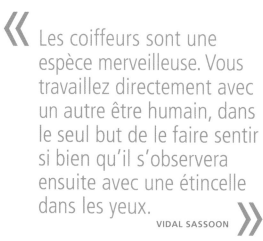

« Les coiffeurs sont une espèce merveilleuse. Vous travaillez directement avec un autre être humain, dans le seul but de le faire sentir si bien qu'il s'observera ensuite avec une étincelle dans les yeux. VIDAL SASSOON »

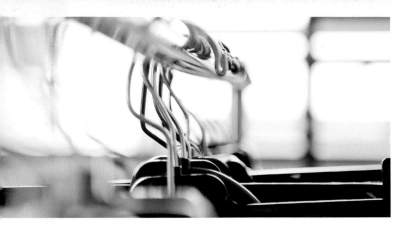

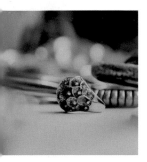
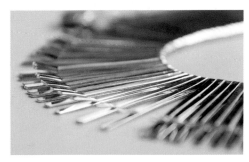

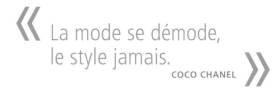

« La mode se démode,
le style jamais.
COCO CHANEL **»**

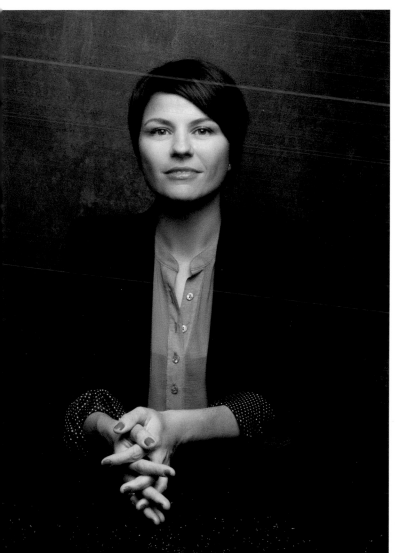

SANDRA BERNARD
STYLISME

Dans le jargon du métier, on appelle souvent CCM (pour *costume, coiffure, maquillage*) les étapes de préparation d'une séance de photos. C'est un trio fort qui doit très bien fonctionner ensemble, et partager une même vision. Le vêtement n'est pas qu'un tissu dans l'image : il donne le ton.

Dès ma rencontre avec Sandra, j'ai compris que ça serait facile avec elle. En plus de faire preuve d'une incroyable efficacité pour trouver les plus jolies tenues en un temps record, elle est dotée d'une ouverture d'esprit peu commune, et d'une grande écoute. C'est avec une totale confiance que je m'en remettais à elle pour le stylisme, et je n'ai pas été déçu.

www.sandrabernard.ca

L'AUTO-AUDITION
UNE RENCONTRE AVEC SOI-MÊME

J'ai eu envie de vous convier, en ce début de parcours, à une audition importante. Celle où vous vous attribuerez le rôle de votre vie, celui de personnage central de votre histoire.

Combien de temps avez-vous passé à vous regarder dans votre miroir sans même vous voir vraiment, aveugle à votre beauté? J'ai remarqué, au fil de consultations de maquillage réalisées avec des femmes de tout âge, que le négatif l'emporte presque toujours sur le positif quand on en vient à la perception de son visage. On est souvent un juge très exigeant envers soi-même, et on est beaucoup plus prompt à s'adresser des critiques que des compliments.

Pourtant, il est très difficile de savoir se mettre en valeur si on ne sait pas reconnaître ses atouts. J'encourage quant à moi les femmes à accepter d'être responsables de leur beauté, ce qui, à mon sens, commence par le fait de connaître et accepter ce qu'on aime tout autant que ce qu'on aime moins dans son visage.

Cette auto-audition est donc une invitation à porter un regard neuf sur votre visage. Un regard tendre, comme celui que vous poseriez sur une amie proche.

Je reconnais qu'il n'est pas évident de changer la perception qu'on a de soi-même, qu'on traîne souvent depuis des années, mais c'est possible avec les bons outils... et une dose de réalisme.

Oui, vous pouvez rêver de ressembler à votre idole du grand ou du petit écran. Vous pouvez vous inspirer de son style, de ses bons coups. Il est par contre important de bien connaître votre visage pour savoir si un maquillage qui lui convient vous ira aussi, ou si vous devriez lui apporter quelques adaptations. Votre beauté rayonnera beaucoup plus fort si elle émane d'une connaissance profonde de vous-même. Ce qui nous ramène à l'auto-audition...

Pour y procéder, choisissez une journée où vous vous sentirez bien, détendue. Inutile de tenter de vous y mettre à la fin d'une de ces journées infernales où vous manquez de temps : vous ne vous trouverez que des défauts, c'est immanquable. Profitez plutôt d'un moment calme, où vous ne risquez pas d'être dérangée, et assoyez-vous confortablement devant votre miroir, dans une pièce bien éclairée. Prenez soin d'être habillée et coiffée comme vous l'êtes habituellement : ces éléments comptent dans les impressions qui se dégagent de votre visage.

Utilisez la liste de questions qui suit pour vous guider dans votre réflexion. Au besoin, inscrivez sur une feuille la liste des points forts et des points faibles relevés – mais n'oubliez pas de remplir la section des points forts !

Vous pouvez aussi essayer de coter sur cent votre degré de satisfaction : relativiser aide à dédramatiser ce bouton « qui vous défigure ».

Cet exercice peut se faire à n'importe quel âge, et, pourquoi pas, être répété régulièrement pour voir si vous évoluez dans la direction qui vous convient.

N'hésitez pas à consulter la section *Quelques repères* pour vous guider.

Quelle est la forme générale de mon visage ?
Ovale ? Cœur ? Rond ? Carré ? Losange ? Poire ? Étroit ?

Est-ce que l'ensemble est équilibré ?
Est-ce que certaines zones me semblent trop espacées, trop longues, trop rondes ?
Au contraire, est-ce que certaines zones sont particulièrement harmonieuses ?

Quel est l'état de ma peau ?
En cas de problème cutané, consulter un dermatologue peut faire toute la différence ; le maquillage peut atténuer les effets, mais pas traiter la cause.

Quel est le trait qui attire le plus l'attention dans mon visage ?
Voudrais-je qu'il soit plus, ou moins, apparent ?

Quel est l'élément que je préfère ?
Est-ce que mon maquillage habituel le met en valeur ?

Quelle est ma perception générale de mon visage ?
Que cette dernière question me fasse sourire ou pleurer, il est essentiel d'y répondre avec honnêteté

Est-ce que mon utilisation habituelle du maquillage améliore cette perception ?
Si la réponse est non, c'est qu'il est temps de revoir ma routine beauté…

QUELQUES REPÈRES

COMPRENDRE VOS TRAITS POUR MIEUX LES MAQUILLER

Depuis Léonard de Vinci et ses théories sur la beauté, on s'entend généralement pour dire qu'un visage « parfait » est symétrique et présente des proportions harmonieuses. Mais attention : entre la perfection et la beauté, il y a une différence ! Les traits les plus frappants, qui confèrent de la personnalité et du charme à un visage, sont souvent ceux qui sortent de l'ordinaire, et qui justement s'éloignent des proportions classiques.

Par contre, si lors de votre auto-audition vous avez conclu que l'espace entre vos yeux vous semblait trop grand, ou que le pointu de votre visage en cœur n'avantageait pas votre bouche pulpeuse, sachez qu'il existe toute sorte de trucs de maquillage permettant de jouer avec les perceptions.

À la base de ces effets : la répartition habile des couleurs sombres et claires sur le visage. Vous trouverez dans ces pages une présentation visuelle des principes généraux de ces techniques.

Accordez-vous quelques séances de pratique pour trouver comment les adapter à votre visage et à vos goûts personnels.

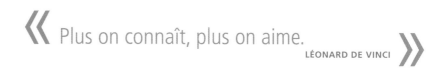

« Plus on connaît, plus on aime.
LÉONARD DE VINCI »

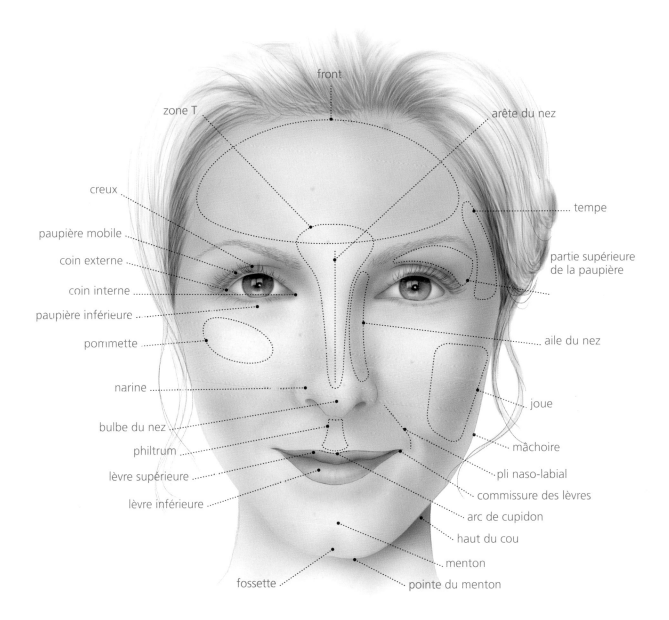

front

zone T

arête du nez

creux

tempe

paupière mobile

coin externe

partie supérieure
de la paupière

coin interne

paupière inférieure

aile du nez

pommette

narine

joue

bulbe du nez

philtrum

mâchoire

lèvre supérieure

pli naso-labial

lèvre inférieure

commissure des lèvres

arc de cupidon

haut du cou

menton

fossette

pointe du menton

FORMES DE VISAGE

Le contour précis de votre visage vous est unique. Il ressemble cependant certainement à l'une des sept formes illustrées ici, ou encore présente des traits de deux ou trois d'entre elles.

On considère généralement le visage ovale comme visage « de référence », c'est-à-dire que les lumières et ombrages appliqués sur les autres formes de visages permettent de se rapprocher de sa symétrie et de ses proportions. Toutefois, rien n'empêche de vous servir des techniques illustrées pour jouer aussi avec sa forme à lui aussi, selon les *looks* que vous désirez créer.

Pour compléter vos effets, n'oubliez pas de tenir compte de l'espace occupé par vos cheveux et de la peau visible au niveau du décolleté : cela a une influence non négligeable sur la forme du visage perçue.

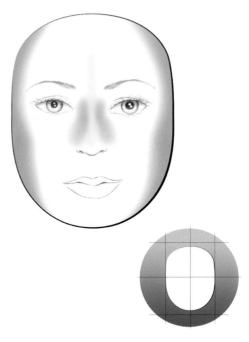

VISAGE ROND

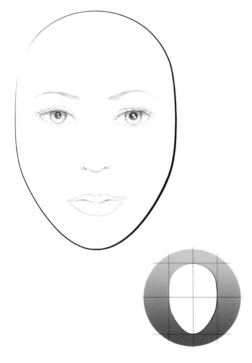

VISAGE OVALE

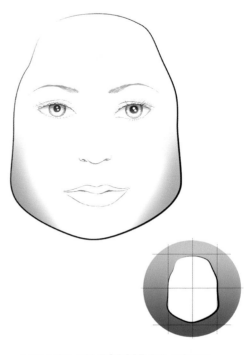

VISAGE EN FORME DE POIRE

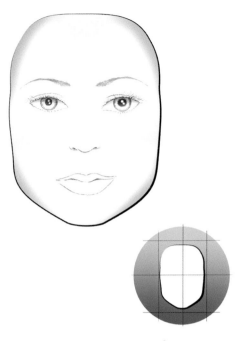

VISAGE CARRÉ

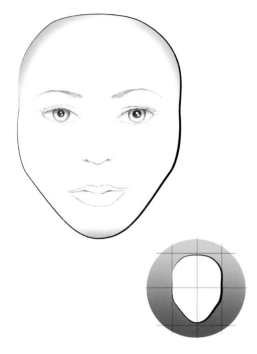

VISAGE EN FORME DE CŒUR

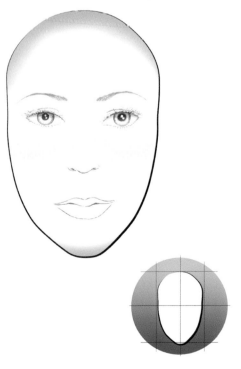

VISAGE ÉTROIT

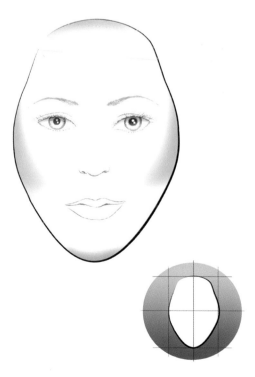

VISAGE EN FORME DE LOSANGE

FORMES DES YEUX

Si les formes de visages sont variées, les formes des yeux le sont encore plus, surtout si on s'intéresse aux possibilités de taille et de position dans le visage (soit la hauteur à laquelle ils sont situés par rapport à la racine des cheveux). J'ai tout de même jugé essentiel de vous en présenter huit grands types pour lesquels on me pose souvent des questions.

Laissez-vous inspirer par les techniques illustrées ci-contre, et osez les combiner au besoin pour obtenir un maquillage qui mettra en valeur la forme toute particulière de votre œil. Consultez aussi les mises en beauté qui suivent : vous y trouverez toutes sortes d'idées de maquillage adaptées à différentes formes d'œil.

« Rappelez-vous que les fards au fini brillant sont lumineux, même s'ils sont d'une teinte vive. À l'opposé, les fards mats absorbent la lumière et sont parfaits pour créer des ombrages.
BRUNO »

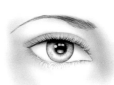

ŒIL EN AMANDE

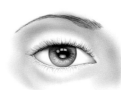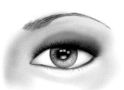

ŒIL PROÉMINENT

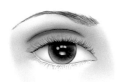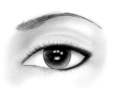

ŒIL CREUX

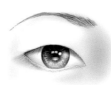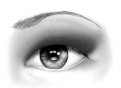

ŒIL BRIDÉ

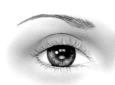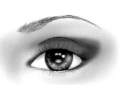

ŒIL ROND

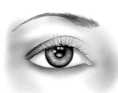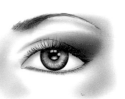

ŒIL TOMBANT

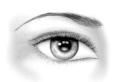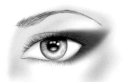

YEUX RAPPROCHÉS

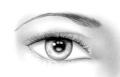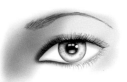

YEUX ÉCARTÉS

UNE TROUSSE À TOUTE ÉPREUVE

Chaque saison, les compagnies cosmétiques nous proposent mille et un nouveaux gadgets… pourtant, pour avoir une trousse à toute épreuve, il suffit de quelques outils de maquillage judicieusement choisis.

Si réunir ces différents accessoires vous semble coûteux, allez-y un article à la fois, à mesure que le besoin s'en fait sentir : mieux vaut procéder graduellement et vous procurer des accessoires de qualité, qui, s'ils sont bien entretenus, auront une longue durée de vie.

Dans certains cas, vous pouvez aussi réaliser des économies en optant pour une marque générique produite par le même fabricant qu'une marque haut de gamme. Au moment de l'achat de cosmétiques, prenez le temps de discuter avec les conseillères, qui pourront vous faire part de leurs découvertes.

TROUSSES

Choisissez votre trousse en fonction de ce que vous comptez y ranger. Par exemple, si vous avez beaucoup de produits de maquillage, une trousse rigide avec des compartiments facilitera l'organisation. Une mise en garde toutefois : si vous avez besoin d'un coffre de pêcheur pour tout caser, un bon ménage s'impose. Il est probable que vous avez des produits en double, détériorés, ou carrément inutiles.

Si vous utilisez peu de produits, ou encore pour ranger vos accessoires de retouche, optez pour une trousse transparente rigide ou souple qui se nettoie facilement (n'hésitez pas à la jeter si elle est tachée!). Idéalement, elle devrait être assez petite pour se loger dans un sac à main.

Conservez vos pinceaux à part dans une trousse souple, en plastique ou en tissu : vous trouverez plus facilement l'outil que vous cherchez, et vous éviterez que vos pinceaux ne s'abîment au contact des produits de maquillage.

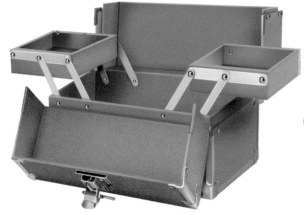

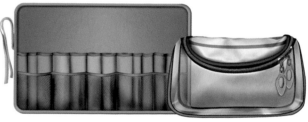

LES OUTILS

OUTILS D'ENTRETIEN

Protéger et entretenir soigneusement vos outils et produits de maquillage vous permettra de les utiliser plus longtemps, et vous évitera de développer d'inélégantes colonies de bactéries sur ceux-ci.

Aiguisoir : Privilégiez les aiguisoirs munis d'un couvercle de plastique, afin d'éviter les dégâts dans la trousse de maquillage. Assurez-vous que le couvercle tient bien en place et est solide. Certains crayons plus gros requièrent des aiguisoirs spéciaux, mais même pour les crayons au format standard, il est préférable de toujours utiliser un aiguisoir adapté aux crayons à maquillage. Si la pointe de vos crayons a tendance à se casser lors de l'aiguisage, il est probable que la lame de l'aiguisoir est abîmée ou élimée : c'est l'heure de le changer.

Lingette nettoyante et gel antibactérien : Les lingettes nettoyantes humides servent avant tout à nettoyer le visage rapidement. Vous pouvez aussi les utiliser sur la surface où vous disposez votre maquillage si celle-ci n'est pas déjà impeccable. Quant au gel antibactérien, il peut dépanner si vous n'êtes pas à la maison, mais rien ne vaut un bon lavage de mains traditionnel. Privilégiez un petit contenant, qui risque de provoquer moins de dégâts et que vous pourrez remplir au besoin.

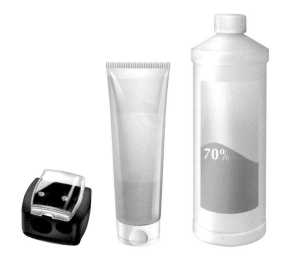

Alcool à friction : L'alcool à friction a plusieurs utilités. Évidemment, vous pouvez vous en servir pour aseptiser des outils (laissez-les bien sécher avant de les approcher de vos yeux), mais vous pouvez aussi l'utiliser pour « réparer » une palette de fard cassée. Diluez simplement la poudre abîmée dans un peu d'alcool à friction jusqu'à former une pâte, versez le mélange dans votre contenant à fard, puis laissez reposer toute la nuit : au matin, l'alcool se sera évaporé et le fard aura retrouvé sa consistance solide. Bon, vous pouvez oublier le petit motif de fleurs sur le dessus par contre…

Tampon démaquillant et éponge démaquillante : Pour vous démaquiller ou enlever les surplus de produits sur les outils, évitez les tampons d'ouate qui s'effilochent. Si vous utilisez des éponges réutilisables, en latex ou autre matériau absorbant, assurez-vous de toujours bien les rincer après utilisation, et de les laisser sécher à l'air libre afin d'éviter toute moisissure.

Coton-tige : Les cotons-tiges peuvent servir autant pour l'entretien des outils que pour les retouches de maquillage. C'est un accessoire très polyvalent à toujours avoir sous la main. Attention : on n'utilise JAMAIS un coton-tige qu'on a laissé traîner librement dans sa trousse. Conservez-en plutôt quelques-uns dans un contenant qui les protège, et jetez-les après usage.

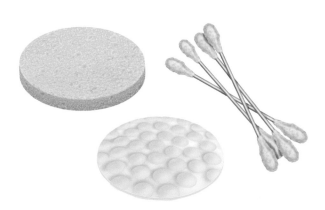

OUTILS POUR PARFAIRE LE TEINT

La première étape d'un maquillage réussi, une fois le visage propre et hydraté, est l'unification du teint. Ça peut sembler banal, pourtant un teint uni, lumineux et léger va faire toute la différence une fois le maquillage fini : c'est pratiquement le canevas sur lequel s'appliquent les couleurs. Selon moi, les doigts sont encore le meilleur outil d'application, mais en fonction du type de fond de teint ou de correcteur utilisé, éponges et pinceaux peuvent présenter certains avantages.

Éponge : Les éponges, par exemple celles en latex, donnent un très bon résultat avec les fonds de teint très liquides, ou encore les crèmes teintées. Il faut systématiquement les nettoyer si elles sont réutilisables. Pour les grandes surfaces, comme les bras ou les jambes, on peut aussi utiliser des éponges de mer.

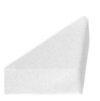

Houppette : Les houppettes, utiles pour appliquer la poudre matifiante, existent dans une variété de formats. Celles en velours duveteux et épais, dans lesquelles s'accumule beaucoup de poudre, sont plus difficiles à entretenir : je recommande plutôt d'avoir sous la main quelques houppettes fines de diamètres variés. Les plus petites serviront aux ailes du nez et au contour des yeux, les plus grandes aux joues et au front.

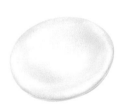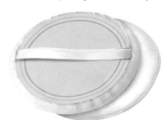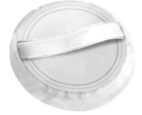

Pinceau à fond de teint : Habituellement faits de poils synthétiques, les pinceaux à fond de teint sont parfaits pour une application rapide, surtout avec les fonds de teint relativement épais. On revient ensuite estomper le tout avec les doigts pour un résultat uniforme, et on s'assure de ne pas laisser de démarcation au bord de la mâchoire. Nettoyez régulièrement les poils et le manche avec de l'eau chaude savonneuse, puis laissez sécher à l'air libre.

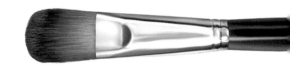

Pinceau correcteur : Avec un pinceau correcteur fin, il est facile d'utiliser juste ce qu'il faut de correcteur liquide ou crémeux, et de déposer celui-ci dans les endroits moins accessibles, comme le coin interne de l'œil. Souvent, les applicateurs inclus dans les tubes sont de piètre qualité : mieux vaut vous doter de votre propre pinceau, aux poils souples et doux. Prenez soin de le nettoyer en profondeur régulièrement, avec un savon doux, et il vous servira des années.

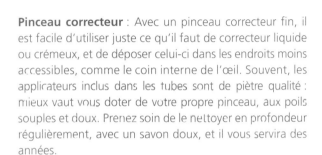

Pinceau à poudre : Les pinceaux à poudre libre, qui peuvent aussi être utilisés pour appliquer la poudre matifiante, ou encore le fond de teint en poudre, ont tendance à être énormes. Ne vous laissez pas dire que c'est forcément le cas : choisissez-en un aux poils très souples et doux, dans un format que vous trouverez confortable à manipuler. Comme le pinceau dépose plus de poudre sur le visage qu'une houppette fine, il convient mieux aux peaux jeunes et peu texturées.

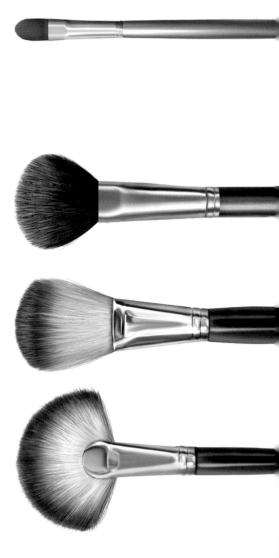

PINCEAUX POUR LE VISAGE ET LES LÈVRES

La gamme des pinceaux disponibles est pour ainsi dire infinie : inutile de chercher à les avoir tous ! Par contre, il est important d'avoir un pinceau approprié et propre pour chaque étape du maquillage : il faut par exemple éviter d'utiliser un même pinceau pour une couleur foncée, puis une couleur claire, à moins de l'avoir nettoyé entre-temps.

Organisez méthodiquement vos pinceaux dans votre trousse ou dans une petite pochette à compartiments, et vous vous y retrouverez facilement.

En général, il suffit de nettoyer les pinceaux avec un gel alcoolisé entre les utilisations. Tous les trois mois, environ, offrez-leur un nettoyage en profondeur : avec de l'eau très chaude et du savon doux, frottez le plumeau dans le creux de la main, puis faites sécher à plat sur une serviette sèche (question d'éviter que le résidu d'eau n'endommage le manche du pinceau).

Pinceau à modeleur : Le modeleur s'applique avec un pinceau différent du fard à joues, généralement biseauté, qui épouse les formes du visage et permet de bien cibler la région à modeler. Les pinceaux plus fins conviendront aux petites zones, par exemple les ailes du nez et les tempes, ou encore aux femmes ayant un visage étroit. À vous de voir ce que vous trouvez confortable, l'important étant de pouvoir bien contrôler la surface où le modeleur est appliqué.

« Si des poils se détachent de votre pinceau, c'est qu'il est l'heure de le changer ! BRUNO »

Pinceau pour fard à joues : le pinceau pour fard à joues, qu'on utilise uniquement avec les fards en poudre, doit avoir des poils longs et très souples. Son plumeau se termine par une courbe douce, qui permet d'estomper le fard au fur et à mesure de son application.

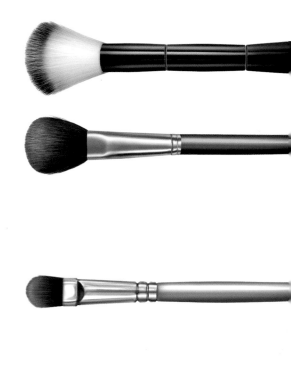

Pinceau pour illuminateur : Pour ajouter une touche de lumière, plusieurs pinceaux peuvent convenir, selon la zone et le type d'illuminateur. Un pinceau étroit à bout plat permettra d'appliquer sans gâchis le fard sur une petite surface. Avec un fard à joues illuminateur, on opte plutôt pour un petit pinceau pour fard à joues (quelle surprise!). Quant aux illuminateurs liquides, le mieux reste encore de les appliquer avec les doigts.

Pinceau à lèvres : Le pinceau applicateur à rouge à lèvres doit être semi-rigide, et est habituellement fait de poils synthétiques, d'entretien facile. La largeur du plumeau devrait être à peu près la même que celle de votre lèvre supérieure, sinon vous aurez du mal à appliquer votre rouge sans déborder. Privilégiez les pinceaux à capuchon, ou encore, rétractables, qui protègent les poils.

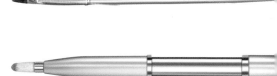

Nettoyez consciencieusement ce pinceau après chaque utilisation, à l'eau et au savon (du détergent à vaisselle peut convenir).

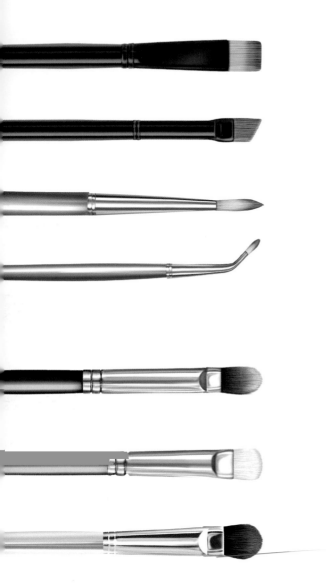

PINCEAUX POUR LES YEUX ET LES SOURCILS

Pinceau traceur : La pointe du pinceau traceur sert à dessiner un trait ou une bande de couleur près des cils. On peut aussi utiliser ses côtés plats pour étendre ensuite la couleur. On le réserve habituellement aux couleurs foncées ou très pigmentées, qu'on veut nettes sur la paupière. On les trouve en grandeurs variées; commencez par vous munir d'un seul pinceau fin, droit ou biseauté. Au fil des maquillages, vous pourrez juger de la nécessité d'en avoir de différentes largeurs. Par exemple, si vous utilisez régulièrement du traceur liquide, un pinceau traceur très fin, classique ou doté d'un manche en angle, peut s'avérer une bonne acquisition.

Pinceau applicateur, ou pinceau pour fards : Ces pinceaux denses et plats permettent de bien contrôler la zone d'application de la couleur, tout en donnant un effet plus doux que le pinceau traceur. C'est le pinceau de base en maquillage. Il existe dans une variété incroyable de formats, autant en poils naturels qu'en poils synthétiques, et même avec des applicateurs éponge. Quel que soit le matériau qui compose sa pointe, choisissez un pinceau non irritant, et pas plus large que votre paupière mobile.

Pinceau estompeur : Les pinceaux estompeurs sont par-faits pour adoucir une couleur d'abord appliquée avec un autre pinceau, ou encore pour déposer un voile diaphane de fard sur la paupière. On en trouve avec des poils serrés, en forme de cône (pinceau qu'on appelle communément *smudge*), qu'on réserve habituellement à l'application d'une couleur en dégradé, ou encore pour estomper une très petite zone, puisqu'ils sont plus précis. Ceux au plumeau plus diffus et touffu sont quant à eux tout désignés pour mélanger ou atténuer les fards, ou encore pour une application très légère et peu opaque.

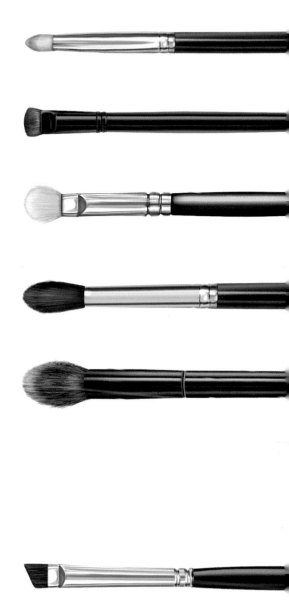

« Manche long ou manche court ? Ça dépend : si vous avez tendance à vous placer très près de votre miroir pour vous maquiller, optez pour des manches courts, moins encombrants. Par contre, si vous maquillez d'autres personnes, des manches longs peuvent être plus confortables… **BRUNO** »

Pinceau pour les sourcils : On l'utilise afin de donner plus de définition aux sourcils à l'aide de fard à sourcils en poudre ou en crème, ou encore pour estomper le trait du crayon à sourcils. Qu'il soit en poils naturels ou synthé-tiques, son plumeau court est beaucoup plus raide que celui des pinceaux pour les paupières, afin d'aller effica-cement porter les fards entre les poils des sourcils.

OUTILS DE SOIN DES CILS ET DES SOURCILS

Il existe de nombreux outils pour entretenir vos cils et vos sourcils. Certains sont des articles éphémères, qui ont la cote le temps d'une saison, mais d'autres sont indispensables pour un résultat précis. Pour l'adepte du beau sourcil que je suis, la pince à épiler est évidemment le plus important! Je suis moins convaincu par les pochoirs à sourcils et les techniques qui conviennent prétendument à toutes : prenez plutôt le temps de consulter un ou une pro, qui vous aidera à dessiner votre ligne de sourcil de la façon qui avantagera le plus votre visage et vos yeux.

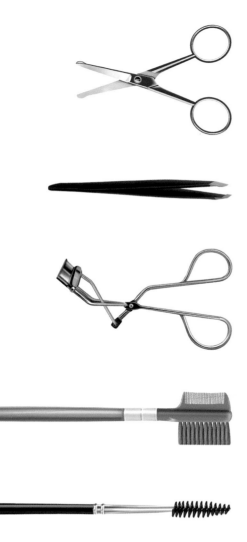

Ciseaux : Les ciseaux en acier inoxydable que vous utilisez pour tailler vos sourcils ne doivent servir qu'à vos soins cosmétiques (la taille d'ongles n'en fait pas partie!). Choisissez-les de préférence à bouts ronds, question d'éviter les éraflures.

Pince à épiler : La pince à épiler donnera de meilleurs résultats si elle offre une bonne prise, qu'elle est propre et bien aiguisée. Privilégiez les pinces en biseau, qui sont très efficaces pour déraciner le poil d'un coup. Méfiez-vous des pinces très pointues, qui peuvent être dangereuses si vous faites un faux mouvement près de vos yeux.

Recourbe-cils : Le recourbe-cils a le don d'agrandir l'œil, sans même qu'il soit nécessaire d'ajouter du mascara. Comme c'est un accessoire qui peut vous servir très longtemps, investissez dans un bon modèle, solide et muni d'un bon coussinet au niveau de la pince. Assurez-vous aussi de le choisir avec une armature solide, pour éviter qu'il ne se déforme à l'usage.

Brosse-peigne : Une brosse-peigne à deux embouts est très utile pour brosser les sourcils, ainsi que pour séparer les cils entre l'application de deux couches de mascara. Utilisez un bout ou l'autre selon votre préférence; la brosse fonctionne mieux à sec, mais le peigne à tendance à se briser plus facilement…

Brosse à sourcils, ou goupillon : Cette brosse, dont la tête présente une petite torsade de poils durs, est surtout utilisée pour peigner les sourcils. On peut aussi s'en servir pour bien séparer les cils tout en les débarrassant d'un excès de mascara.

LES PRODUITS

UNIFICATEURS DE TEINT

La pigmentation et la texture de la peau varient énormément d'une femme à l'autre. C'est pourquoi il existe toute une variété de produits destinés à l'unification du teint. N'allez pas croire que ça vous oblige à les utiliser tous, au contraire. En connaissant bien votre type de peau et vos besoins, vous pourrez déterminer ceux qui vous conviennent, et laisser de côté les autres (ou encore les réserver pour des occasions spéciales).

Base de teint : Les bases de teint se présentent habituellement sous la forme de crème ou de gel blanc ou transparent. Il en existe de multiples formules, qui contribuent à préparer la peau au maquillage : certaines bases vont adoucir les ridules, d'autres vont plutôt resserrer les pores dilatés, et toutes vont faciliter l'application du fond de teint. On les applique avec les doigts, sur tout le visage, comme on le ferait avec une crème hydratante, puis on attend quelques minutes avant de mettre le fond de teint.

Au quotidien, ce produit est superflu pour la plupart des femmes, mais il s'agit d'un bon atout à avoir dans votre manche pour les grands soirs, lorsque vous voulez un maquillage parfait qui tient jusqu'au lever du soleil.

« Au moins 10 minutes avant de vous maquiller, appliquez une crème hydratante sur votre visage : la peau aura moins tendance à boire les crèmes et fards, ce qui leur assure une meilleure tenue. BRUNO »

Correcteur : Le choix d'un correcteur dépend de l'objectif visé, et de la couleur de la peau. Ainsi, le correcteur liquide à base de pigments jaunes (ou orangés pour les peaux noires ou métissées) convient pour uniformiser le teint en atténuant les petites rougeurs, et est plutôt léger. Par contre, il a tendance à disparaître au cours de la journée et à exiger des retouches fréquentes.

Les formats crème ou crayon offrent une meilleure tenue, en plus d'être plus couvrants, et sont donc parfaits pour faire disparaître les taches pigmentaires, cicatrices, veines apparentes et autres imperfections cutanées. Comme ils sont plus lourds, et souvent asséchants, on les utilise par contre en quantité minimale, sur de petites surfaces.

Quant aux pastilles de correcteurs mauve, orangé et vert, elles permettent de bien cacher les problèmes de peau plus marqués, mais sont plutôt, à mon avis, à laisser entre les mains de professionnels, car il est assez difficile d'obtenir un résultat subtil avec ces pâtes très pigmentées.

Les produits liquides ou en bâton s'appliquent et s'estompent très bien avec les doigts, tandis que les produits crémeux gagnent à être appliqués au pinceau correcteur, plus efficace pour maquiller avec précision une petite imperfection. Attendez-vous à avoir besoin d'au moins deux correcteurs, soit un assorti à votre hâle d'été, et un autre pour l'hiver.

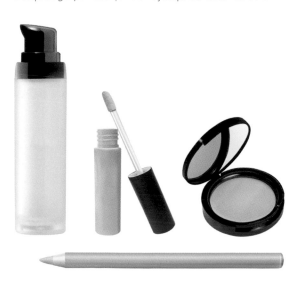

Fond de teint : Le fond de teint doit être parfaitement assorti à la carnation de la peau. En magasin, essayez le produit sur le bord de votre mâchoire, ou encore à l'intérieur de votre poignet, et vérifiez l'effet sous une lumière naturelle. Il existe une variété quasi infinie de fonds de teint, assortis de différentes propriétés (illuminateur, hydratant, contenant de l'écran solaire, etc.), mais on les distingue surtout en fonction de leur texture et de leur pouvoir couvrant.

La crème teintée est liquide, très légère, et donne de l'éclat au teint plus qu'elle ne couvre : très confortable et hydratante, c'est un bon choix si l'on n'est pas habitué à porter du maquillage. Un peu plus couvrants, les fonds de teint liquides ou en mousse uniformisent le teint de façon naturelle et légère, et conviennent généralement à tous les types de peaux, surtout si on choisit une formule hydratante sans huile.

Si le besoin d'uniformisation est plus important, on opte pour la formule crème, épaisse et hydratante, qui est plus lourde, mais offre un très bon pouvoir couvrant, même en petite quantité. Le fond de teint en bâton présente à peu près les mêmes caractéristiques, en plus d'être portatif, rapide à appliquer, et de ne nécessiter aucun outil applicateur. Par contre, prenez soin de bien estomper avec les doigts, sinon gare aux démarcations !

Parmi les produits parfaits pour une application éclair ou la retouche, on trouve aussi les fonds de teint compacts, dont la texture varie entre le poudreux et le crémeux. On les applique à l'éponge sèche ou humide pour un teint mat et unifié en quelques instants, sans même qu'il soit nécessaire de les fixer avec de la poudre libre.

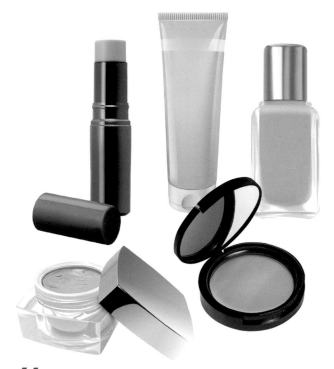

« Lorsque vous appliquez un produit avec vos doigts, utilisez l'annulaire ou le majeur : le geste sera plus doux qu'avec l'index. BRUNO »

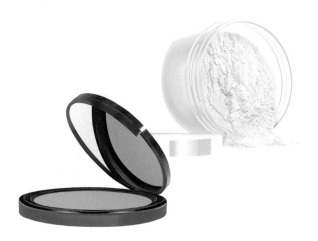

Poudre : La poudre, qu'elle soit libre ou pressée, teintée ou translucide, matifie le teint et contribue à la tenue du maquillage. On l'applique toujours en petite quantité pour éviter de se retrouver avec un teint terne et crayeux. Si votre visage présente des rides, appliquez-la à la houppette et ayez la main légère : les excès de poudre vont se loger dans les plis faciaux et les accentuer.

La poudre libre, plus légère que la poudre compacte, est parfaite pour fixer le fond de teint sans alourdir les traits. La poudre pressée, plus opaque, offre par contre une meilleure tenue et risque moins de causer des dégâts dans le sac à main : si votre visage a tendance à briller durant la journée, il peut être bon d'en conserver sur vous pour des retouches.

ILLUMINATEURS, MODELEURS ET FARDS À JOUES

Pour jouer avec notre perception des formes et des reliefs, rien de tel que la combinaison modeleur et illuminateur. Le modeleur vient dessiner des ombres sur le visage, creusant et atténuant les traits, tandis que l'illuminateur va plutôt donner du volume et attirer le regard sur les zones d'application. Quant au fard à joues, en plus de donner de la couleur au teint, il peut compléter l'effet du modeleur ou de l'illuminateur, ou encore carrément jouer n'importe lequel de ces deux rôles, selon sa teinte et l'intensité de son fini.

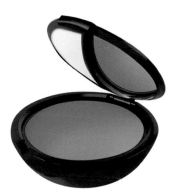

Illuminateur : L'illuminateur s'utilise de façon différente selon l'effet désiré et le produit employé. Règle générale, le type de particules réfléchissantes qu'il contient détermine son degré de brillance, et les produits les plus intenses devraient être réservés à des applications localisées (ou à des soirées costumées!).

Ainsi, une crème ou un gel contenant des microparticules illuminatrices peut être appliqué sur tout le visage avant le fond de teint, ou encore mélangé à ce dernier. Si on va plutôt du côté des produits illuminateurs scintillants ou très brillants, contenant de plus grosses particules, voire des paillettes, l'application se fait au pinceau, par petites touches, sur les paupières, les pommettes, les clavicules et les épaules seulement.

Entre ces deux extrêmes, on trouve les illuminateurs nacrés, qui peuvent être utilisés un peu plus libéralement, mais qui ont tendance à particulièrement mettre en évidence la texture de la peau : on s'abstient donc d'en mettre dans les zones qui présentent des rides ou des plis.

La poudre libre ou compacte, si elle est très claire, peut également être utilisée comme illuminateur mat : sous le sourcil et sous l'œil, sur l'arête du nez et au centre du front, elle éclaire le teint de façon discrète.

Illuminateur pour les yeux : Habituellement liquide et léger, il diffuse la lumière de façon subtile, tout en étant très efficace pour parfaire le contour de l'œil et lui donner de l'éclat. Même si on en choisit un teinté, qui suffit pour camoufler des cernes légers, il ne faut pas utiliser ce type d'illuminateur comme correcteur sur le reste du visage : sa composante illuminatrice va mettre en évidence le relief de ce qu'on voulait masquer.

Modeleur : Le fard modeleur est un produit utilisé pour renforcer les contrastes dans le visage. On le sélectionne habituellement un ou deux tons plus foncés que le fond de teint, et le plus souvent sous forme de poudre pressée, facile à doser et à manier. Selon les zones du visage que l'on veut ombrer (voir *Quelques repères – Formes de visage*), on l'applique avec un pinceau à modeleur plus ou moins fin.

Le modelage peut aussi se faire avec des fonds de teint ou des correcteurs plus foncés que ceux normalement utilisés, appliqués au doigt. Cette option ne requiert pas de pinceau, par contre le risque de créer des démarcations disgracieuses est plus important : quel que soit le modeleur employé, estompez-le soigneusement pour les éviter.

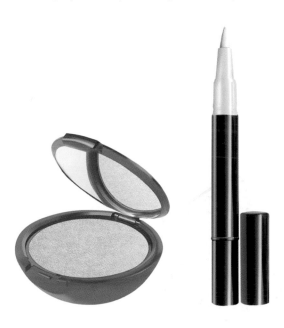

Poudre bronzante : La poudre bronzante n'est ni un modeleur, ni un illuminateur, mais elle tient un peu des deux. Comme son nom l'indique, elle est parfaite pour simuler un hâle, mais on peut aussi l'utiliser pour souligner les traits et l'ossature du visage. Si elle est complètement mate, elle peut même remplacer le fard modeleur. Avec une poudre bronzante contenant des pigments brillants par contre, on oublie le modelage, et on n'applique qu'aux endroits qui se colorent naturellement au soleil, comme le centre du front, les pommettes, l'arête du nez, et la pointe du menton. Si ces zones de votre visage ont tendance à luire, l'effet sera excessif, et moins flatteur qu'un fini mat.

Fard à joues : Le fard à joues donne de la vie au teint, colorant les pommettes comme le ferait un intense exercice physique ou une émotion forte. Il est généralement avantageux de choisir une couleur et une zone d'application se rapprochant de l'effet naturel. Ainsi, les brunes seront souvent avantagées par des fards à joues abricot, les blondes, par des fards rosés, mais ces lignes directrices peuvent être contournées si vous recherchez un effet en particulier. Ceci dit, les erreurs les plus fréquentes, quand il est question du fard à joues, relèvent beaucoup plus de la technique d'application que du choix de la couleur.

Le fard à joues en poudre devrait toujours être appliqué à l'aide d'un gros pinceau destiné spécialement à cette fin. Méfiez-vous des applicateurs inclus dans les boîtiers : il faut s'assurer de leur qualité et de leur souplesse, car ils sont souvent trop raides et trop petits pour obtenir de beaux résultats.

Les fards à joues illuminateurs ne font pas bon ménage avec les peaux matures ou texturées, dont ils accentuent le relief. On les utilise avec parcimonie, haut sur les pommettes, de façon à en rehausser le volume.

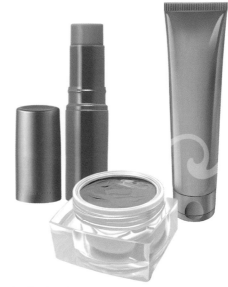

Avec les fards à joues en crème, en mousse ou en bâton, qui conviennent bien aux peaux matures, mais pas aux peaux grasses puisqu'ils sont plus hydratants et accentuent les pores larges ou dilatés, on applique une petite quantité avec les doigts, en faisant des mouvements circulaires sur la pommette pour fondre le produit à la peau; on peut ensuite les fixer avec un peu de poudre libre.

Les fards à joues liquides ou en gel posent des défis particuliers au moment de l'application. Comme ils tachent rapidement la peau (et les doigts!), il faut se dépêcher de les étendre. De plus, on les porte sur un visage nu ou sur une base de teint seulement, étant donné qu'ils ont tendance à mal réagir lorsqu'appliqués sur un fond de teint. Ils ont par contre l'avantage de tenir en place sans nécessiter de retouche, ce qui en fait un bon produit pour les vacances, par exemple.

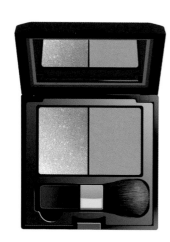

« Trop mis de fard à joues ? De grâce, ne frottez pas ! Essuyez délicatement l'excès avec une éponge ou un mouchoir, puis déposez un peu de poudre libre claire par-dessus la zone fardée : la couleur en sera atténuée, et vous éviterez d'altérer votre teint. BRUNO »

FARDS À PAUPIÈRES

Avec les fards à paupières, tout est possible... À quoi bon se contenter de trios prédéterminés quand on peut s'amuser à concevoir les agencements qui nous mettent le plus en valeur? Tout au long de ce livre, des fards à paupières d'une grande variété de couleurs sont utilisés, mais on élabore chaque fois à partir des mêmes principes : un fard intense près des cils, pour définir l'œil, un moyen sur la paupière mobile, pour faire ressortir la couleur de l'iris, et un lumineux près des sourcils, pour donner de l'éclat à la zone. Une fois assimilée cette « recette », il reste à déterminer l'effet recherché (voir *Quelques repères – Formes des yeux*) et à expérimenter avec les teintes, textures et finis employés dans chaque zone.

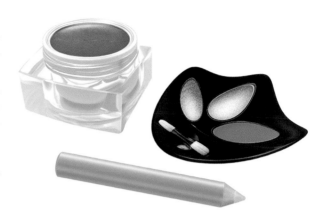

Le choix du fini n'est pas anodin : selon que le fard est mat ou brillant, une même couleur donnera des effets très variés, voire opposés.

Fard mat : Les fards mats reflètent peu la lumière. Il est facile de contrôler leur degré d'intensité à l'application, ils sont donc idéaux pour les femmes qui se maquillent peu, et pour les maquillages naturels. Ils conviennent aussi très bien aux peaux plus matures, puisqu'ils atténuent les rides et ridules qui se forment autour des yeux.

Fard irisé : Ces fards, dans lesquels je regroupe les fards satinés, nacrés, givrés et lustrés, donnent à la peau un fini luisant, qui réfléchit la lumière et donne du volume à la zone d'application. On les utilise souvent juste sous le sourcil, sur la paupière mobile ou encore au coin interne de l'œil. Les fards irisés accentuent la texture de la peau : ne dépassez pas le degré *satiné* si vous voulez éviter ceci.

Fard scintillant : Lorsque des paillettes sont visibles, on parle de fards scintillants. Comme leur tenue est plutôt faible, surtout s'il s'agit de fard en poudre libre, on les applique de préférence humides : avant de plonger votre pinceau dans le fard, mouillez sa pointe, puis enlevez l'excès d'eau en le pressant sur une éponge. Plusieurs marques proposent aussi des brillants mélangés à du gel ou à de l'alcool, s'appliquant avec un petit pinceau traceur, très faciles à employer et pratiques pour la retouche.

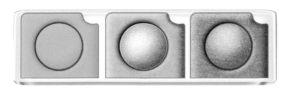

Quant aux textures, elles ont surtout un impact sur la technique d'application à employer.

Fard en poudre : Qu'il soit libre ou compact, en pastille individuelle ou en palette, le fard en poudre convient à tous les types de peau et permet d'infinies variations. On l'applique au pinceau, mouillé ou sec (la plupart des fards peuvent être utilisés des deux façons), idéalement sur une peau hydratée, puis poudrée. La qualité du produit est importante, les fards en poudre bas de gamme pouvant être irritants ou donner un œil terne, et même poussiéreux.

Fard en crème : S'il tient moins bien que le fard en poudre, le fard en crème est apprécié pour son application facile, qui se fait avec les doigts. Il faut toutefois prendre soin de bien le fondre à la peau, sans quoi il a tendance à se loger dans les plis des paupières et à les accentuer. Comme tous les produits qui contiennent des corps gras, il doit être renouvelé régulièrement : fiez-vous à l'odeur, le maquillage ranci dégageant un parfum facilement reconnaissable.

Crayon fard à paupières : Avec leur pointe large et grasse, ces crayons sont très faciles à utiliser, et se glissent bien dans le sac à main (avec un aiguisoir assorti) pour d'éventuelles retouches. Ils existent dans toute une palette de couleurs, souvent irisées, et on s'en sert habituellement pour accentuer le contour de l'œil ou illuminer la zone sous les sourcils, et plus rarement pour recouvrir toute la surface de la paupière mobile.

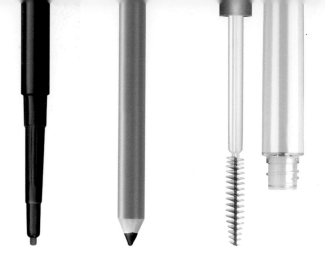

MASCARAS ET CRAYONS POUR LES YEUX ET LES SOURCILS

Il ne faut pas sous-estimer le pouvoir des produits définissants que sont les mascaras et crayons pour les yeux et les sourcils : selon la façon dont vous les appliquez, ils peuvent agrandir ou rapetisser l'œil de façon spectaculaire, mettre en évidence l'iris... et même vous faire voyager dans le temps ! J'exagère, mais à peine, puisqu'il suffit d'orner la paupière mobile d'un trait de crayon noir épais et allongé en pointe pour être propulsé directement dans les années soixante.

Pour un effet maximal, la première étape est d'offrir une bonne épilation aux sourcils. Idéalement, on y procède après la douche (les pores sont alors bien ouverts), et au moins quelques heures avant de se maquiller, afin que les rougeurs soient minimales.

D'abord, taillez les poils longs ou rebelles : brossez vos sourcils vers le haut, et coupez la partie des poils qui dépasse le corps du sourcil, puis répétez après avoir brossé vers le bas. Passez ensuite un crayon correcteur clair sous le sourcil, ce qui fait ressortir la ligne du sourcil, et rend d'autant plus visibles les poils à épiler. Vous y êtes allée un peu fort, et vos sourcils sont maintenant trop fins ? Comblez-les avec du crayon ou de la poudre, et accordez-leur deux ou trois semaines avant la prochaine épilation.

Crayon à sourcils : Le crayon à sourcils est généralement plus poudreux qu'un crayon pour le contour des yeux, ce qui lui donne un effet un peu plus subtil, qui s'estompe bien, et qui tient en place. Il est préférable de l'appliquer en traits légers, et de repasser par la suite au besoin, que d'avoir à enlever un surplus de crayon, un sourcil trop rempli perdant de son naturel. Il existe des crayons à pointes rétractables, un peu plus cireux, mais je préfère les crayons qui s'aiguisent, qui permettent d'avoir toujours une mine bien pointue, et donc un tracé très précis.

Fard à sourcils : Ces poudres mates s'appliquent avec un pinceau à sourcils, et leur effet est très semblable à celui du crayon. Elles sont très efficaces pour remplir avec naturel un sourcil peu fourni. Leur tenue est variable, et sera bien meilleure si vous ajoutez ensuite une touche de gel ou de mascara à sourcils.

Qu'on opte pour le fard ou le crayon, on obtient un bel effet structurant avec une couleur un peu plus foncée que celle des cheveux, mais pas trop, sinon on ne verra que les sourcils dans le visage.

Mascara à sourcils : Certains mascaras à sourcils sont teintés, et peuvent remplacer complètement le crayon ou le fard à sourcils. D'autres sont transparents, et servent plutôt à faire tenir en place ces produits, tout en faisant rentrer dans le rang des sourcils qui frisent. L'application se fait en brossant vers le haut jusqu'à l'angle du sourcil, puis vers l'extérieur en approchant de la pointe.

Mascara pour les cils : Il est facile de se laisser étourdir par le choix d'un mascara. Toutes les formules possibles et imaginables sont sur le marché, promettant des résultats toujours plus dramatiques et intenses...

Dans la catégorie des produits à réserver aux occasions spéciales, on trouve le mascara blanc, qui sert d'apprêt au mascara noir et permet d'épaissir et d'allonger les cils. À moins d'avoir les cils très raides et courts, le recourbe-cils suffira souvent à obtenir le même résultat *glam*.

À mon avis, une fois qu'on a décidé si on le voulait hydrofuge ou pas, le format de la brosse est le facteur le plus important dans le choix d'un mascara. Bien sûr, la composition du produit et la technique d'application ont aussi leur rôle à jouer pour obtenir le résultat espéré, mais la brosse y est pour beaucoup.

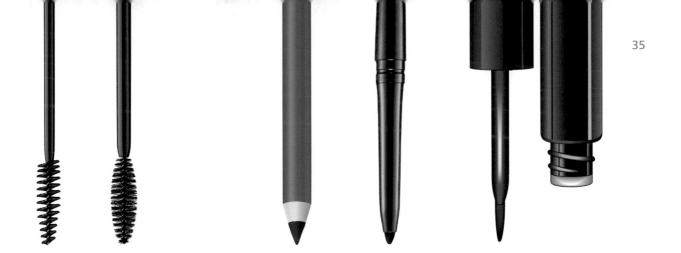

Les brosses à poils courts et espacés permettent de bien séparer les cils, les enveloppant individuellement de mascara : elles apportent de la définition au regard, et sont parfaites pour allonger les cils. Pour plus de volume, on opte plutôt pour une brosse épaisse aux poils serrés.

Faux-cils et colle : Ils se présentent sous de multiples formats et styles, incluant des modèles de fantaisie avec plumes et paillettes. Parmi les faux-cils plus simples, le choix se fait surtout selon le nombre de cils postiches.

Les bandes et demi-bandes, qui couvrent respectivement toute ou la moitié de la paupière mobile, sont efficaces pour donner plus de densité à la frange des cils, mais il peut être difficile de bien les positionner et de les faire tenir en place.

Les petits éventails et les cils individuels vont donner un effet plus naturel, et seront généralement plus faciles à positionner au travers des cils, quelle que soit la forme de votre paupière.

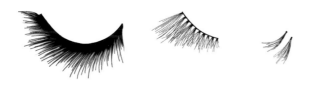

Dans les deux cas, on met un peu de colle spécialement destinée aux faux-cils (grise ou noire, évitez la version blanche, trop apparente) à la base des faux-cils, et on utilise une pince à épiler pour venir les placer aussi près que possible de la racine des cils naturels. Un peu de mascara ou de crayon vient ensuite compléter l'intégration des cils vrais et faux. Pour les enlever, il suffit de tirer, et un peu de démaquillant à base d'huile fera facilement fondre les restes d'adhésif.

Crayon pour les yeux : Souligner le contour des yeux au crayon attire l'attention sur ceux-ci et les fait paraître plus grands. Les crayons noirs, gris et bruns sont les grands classiques passe-partout, mais les crayons colorés peuvent aussi être intéressants si on veut attirer l'attention sur la couleur des iris.

Facile à appliquer et à estomper, le crayon pour les yeux qu'on aiguise est l'outil parfait pour le maquillage de tous les jours. Malgré ce qu'on pourrait croire, il est plus ardu d'obtenir un résultat satisfaisant avec les crayons à pointe rétractable, dont le trait fin et précis trahit immanquablement les tremblotements de la main.

La mention « khôl », qui apparaît sur certains crayons pour les yeux, décrit la couleur ou la texture du produit et non sa composition : le khôl en poudre, cosmétique très utilisé dans l'Égypte ancienne, était entre autres fait de plomb, un ingrédient extrêmement toxique. Le noir profond qui le caractérisait est toujours une référence dans le monde du maquillage, mais la recette a bien changé.

Traceur liquide pour le contour des yeux : Le traceur sert à souligner l'œil d'une façon plus intense et pour une plus longue durée que ne le ferait un crayon pour les yeux. Il se présente habituellement dans une petite bouteille ou un tube, muni d'un pinceau souple ou d'un bâtonnet applicateur, les bâtonnets fins et courts étant ceux dont l'utilisation est la plus aisée. Sa ligne nette peut sembler dure, surtout si on l'applique sous l'œil, par contre le traceur liquide est très efficace quand on veut exécuter un œil de biche (ou *cat eye*), ou encore pour cacher la base de faux-cils.

Les traceurs en crème, et ceux en pain de poudre pressée, qui s'appliquent avec un pinceau humide, ont à peu près le même effet et sèchent plus vite, ce qui les rend un peu plus facile à manipuler : c'est une bonne option si vous essayez l'œil de biche pour la première fois.

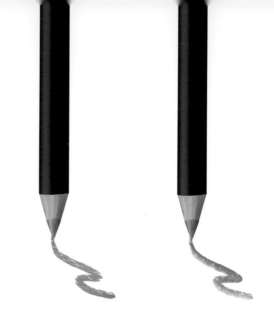

CRAYONS, ROUGES ET BRILLANTS À LÈVRES

Pour ajouter la touche finale à un maquillage, rien de tel qu'une bouche colorée. Plusieurs femmes que je rencontre me disent hésiter à maquiller leurs lèvres parce qu'elles trouvent que ça ne les avantage pas, ou encore que ça demande trop de retouches. À ceci, je réponds qu'avec le bon produit et la bonne technique, on abat facilement ces obstacles.

En premier lieu, il faut dompter le crayon à lèvres : celui-ci permet d'augmenter ou de réduire la taille et le volume de la bouche en un tournemain, tout en garantissant une bien meilleure tenue au rouge à lèvres. Familiarisez-vous avec son utilisation, et un peu de pratique en fera le meilleur ami de votre bouche.

Hydratant pour les lèvres : Sous forme de traitement quotidien ou juste pour hydrater avant l'application d'un rouge à lèvres mat ou brillant, on trouve sur le marché des hydratants pour la bouche en bâton, ou encore en liquide, dans une bouteille ou en tube.

Quelle que soit la formule choisie, il est préférable de l'appliquer au tout début de la séance de maquillage, pour que la bouche ait eu le temps d'absorber les ingrédients hydratants au moment de mettre le rouge à lèvres.

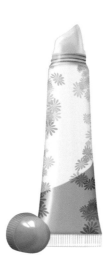

Crayon à lèvres : Pour bien tenir en place et jouer son rôle de barrière contre les débordements de rouge à lèvres, le crayon à lèvres doit être relativement sec, tout en étant assez onctueux pour glisser facilement sur la peau lors de l'application. On exécute le traçage par petits traits légers, d'abord d'un côté puis de l'autre, les longs mouvements étant à l'origine de la plupart des contours inégaux. Si l'on cherche à agrandir la bouche, on place la ligne de crayon près du bord extérieur des lèvres, mais sans laisser d'espace entre la lèvre et le trait : l'effet ne serait absolument pas crédible. Pour réduire la surface des lèvres, on trace plutôt vers l'intérieur, mais encore une fois en suivant très exactement le contour naturel. Pour assurer une tenue optimale au rouge à lèvres, on peut ensuite recouvrir de crayon la zone ainsi délimitée, ce qui vient également uniformiser complètement la couleur de la bouche.

Les crayons mats sont ceux qui conviennent le mieux pour modifier subtilement le contour des lèvres, que ce soit pour en modifier le format ou en corriger la symétrie; on choisit alors une teinte la plus proche possible de celle de la bouche, pour éviter que le contour ne devienne apparent à mesure que le rouge à lèvres s'estompe.

À l'opposé, les crayons lustrés sont plus transparents, et offrent une tenue moins longue. On les utilise surtout si on applique seulement du rouge translucide ou du brillant à lèvres par la suite. Dans ce dernier cas, on peut même se contenter de tracer le contour de la bouche avec un crayon correcteur couleur chair.

Bâton (ou crayon) fixateur : Si vous craignez que votre rouge à lèvres file dans les plis ou petites ridules qui se dessinent parfois autour de la bouche, tracez son contour avec un fixateur, qui contiendra souvent de la cire végétale, puis appliquez votre crayon à lèvres habituel.

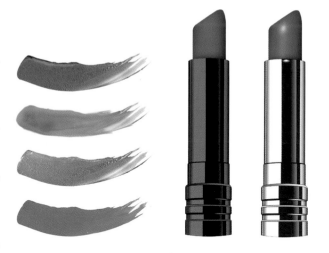

Rouge à lèvres : Ils peuvent se présenter en tube, en pot ou en pastille, mais ce qui est vraiment important (mis à part la beauté du contenant!), ce sont la couleur et la texture du rouge à lèvres. Par ailleurs, comme il s'agit d'un produit gras, qui rancit avec le temps, il doit être renouvelé régulièrement, et jeté dès qu'il change d'odeur : il est donc préférable de privilégier la qualité plutôt que la quantité du produit qu'on se procure. La plupart des rouges, même ceux en tube, s'appliquent mieux avec un pinceau à lèvres, qui permet des gestes plus précis et se nettoie facilement entre deux utilisations.

Les rouges à lèvres crémeux sont les plus présents sur le marché, et ils conviennent à la majorité des femmes et des maquillages. Très hydratants, ils donnent une belle texture à la bouche, n'en font pas ressortir les plis, et ont un effet volumisant très apprécié.

Ces mêmes caractéristiques s'appliquent aussi au rouge à lèvres translucide, peu couvrant et très lustré, qui compense sa moins bonne tenue par une grande facilité d'application : ses débordements s'essuient sans tacher et ne seront pas très apparents. Quant aux rouges métalliques ou ultranacrés, ils sont plutôt desséchants malgré leur brillance. Leur effet est éclatant, mais sera rarement flatteur pour la bouche, à moins d'avoir préalablement bien hydraté les lèvres.

Pour une couleur soutenue ou un fini opaque, on optera pour un rouge à lèvres mat. S'il offre généralement une meilleure tenue que les rouges crémeux, il assèche les lèvres, et peut vieillir leur apparence. Une autre option pour une coloration intense est le rouge à lèvres à pointe-feutre, auquel on superpose une couche de brillant à lèvres hydratant.

Brillant à lèvres : Disponible dans tous les degrés de transparence et de brillance imaginables, le brillant à lèvres donne de l'éclat à la bouche, et amplifie son volume. Il peut être utilisé par-dessus un rouge à lèvres, ou seul pour un effet plus léger. C'est un produit qui demande à être retouché assez souvent, mais sa faible tenue peut être améliorée par l'application de crayon à lèvres, qu'on utilise sur le contour de la bouche ou même sur toute sa surface. L'applicateur est souvent inclus avec le brillant à lèvres : s'il est confortable et facile à nettoyer, allez-y, sinon, utilisez plutôt un pinceau à lèvres.

« Si vous voulez avoir sous la main plusieurs nuances de rouges à lèvres, optez pour les pastilles individuelles, qui prennent moins d'espace dans une trousse. BRUNO »

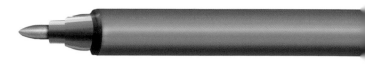

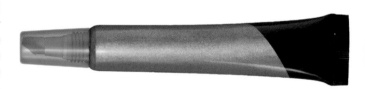

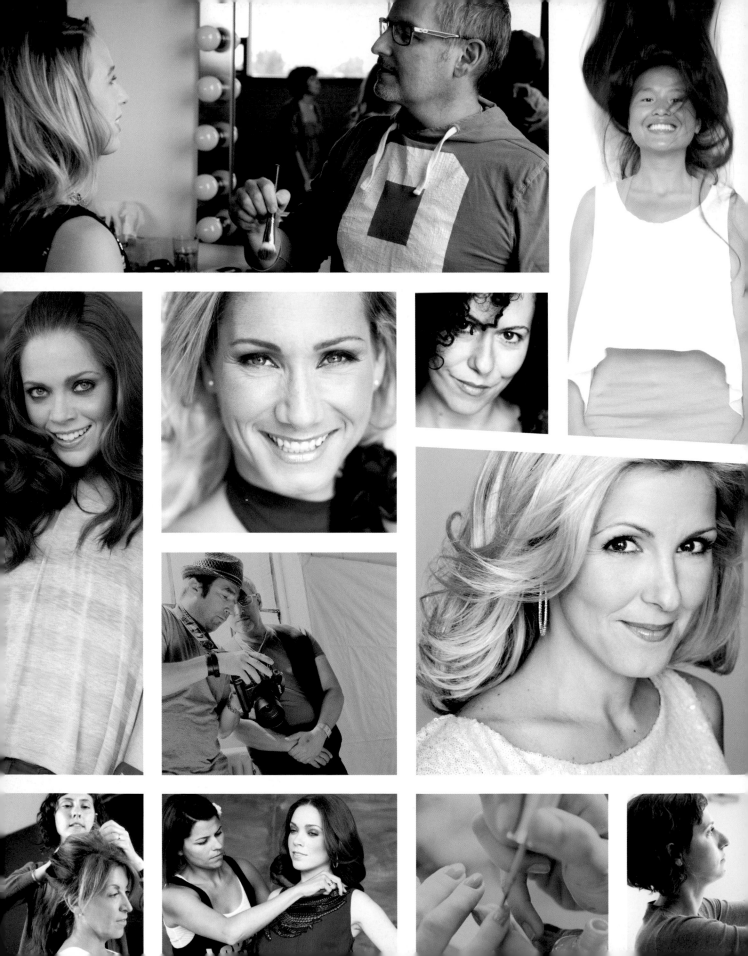

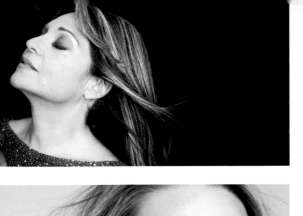
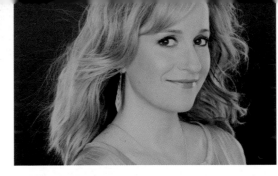
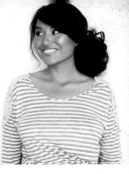
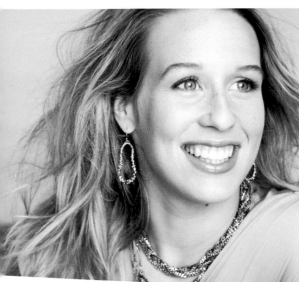

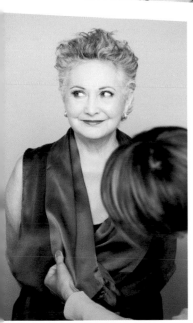
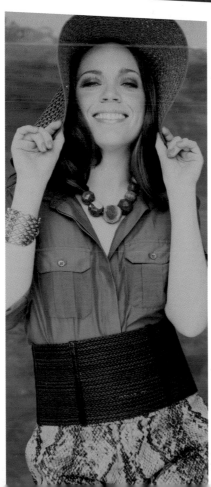
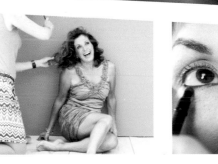
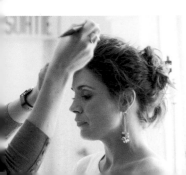
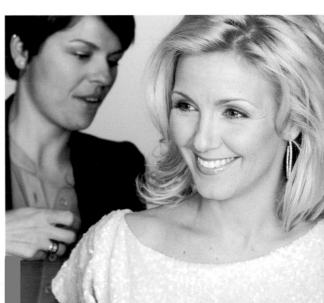

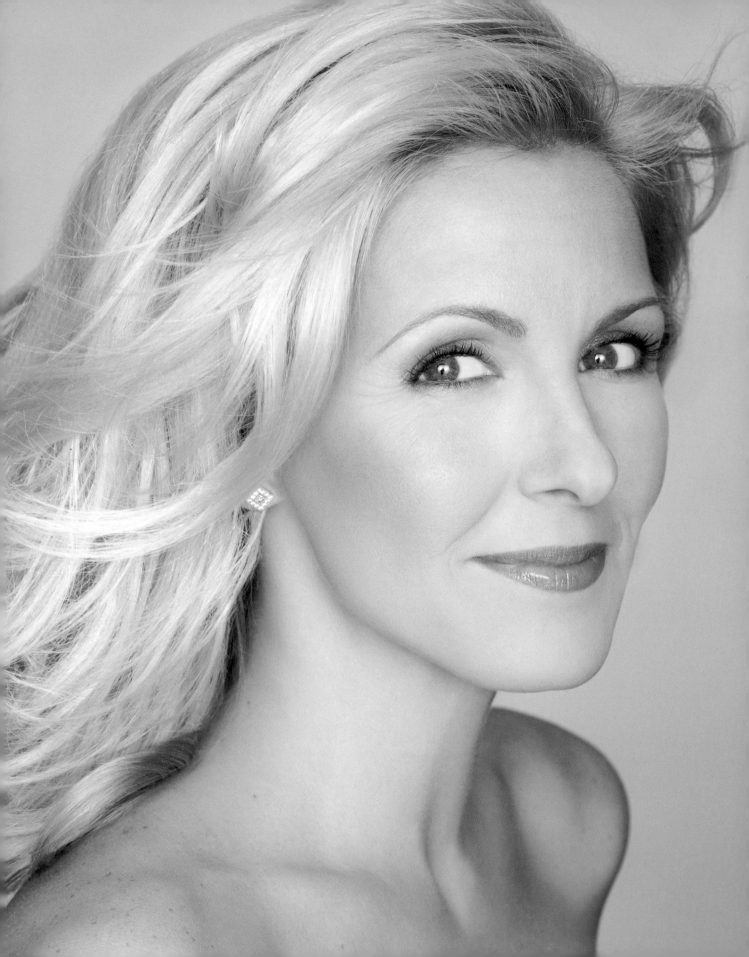

VÉRONIQUE CLOUTIER
RASSEMBLEUSE, ÉNERGIQUE ET MERVEILLEUSEMENT UNIQUE

Véronique Cloutier, Véro comme on l'appelle plus souvent, est une femme que j'aime et que j'admire énormément. Non seulement elle a le bonheur facile, mais le propager autour d'elle semble une seconde nature, ce qui est une grande source d'inspiration pour moi. Je réalise en écrivant ces lignes que notre relation dure depuis déjà 15 ans, autant d'années qui m'ont permis de découvrir les multiples facettes de ce diamant de femme.

Ma première rencontre avec elle s'est faite en 1997, dans le cadre d'une émission à laquelle elle participait afin d'amasser des fonds pour une œuvre caritative. Rien de surprenant jusqu'ici, me direz-vous, sauf que c'est là, dès ce premier contact, qu'on s'est parlé « des vraies affaires ». Et par là, je veux bien sûr dire « de la bonne façon d'épiler ses sourcils ». Quelques instants plus tard, le sort en était jeté : ma pince habile avait donné une ligne plus harmonieuse à ses sourcils… et nous avait mis mutuellement en confiance! Après cet événement, Véro m'a demandé de la maquiller pour une séance de photos… puis pour toutes ses apparitions!

La Fureur a définitivement été un tournant pour nous deux. Je me suis senti catapulté dans un univers de musique, de plaisir et de création où l'énergie était reine. Véro serait d'accord avec moi, on a expérimenté toutes les modes possibles sur le plateau de cette émission hebdomadaire, évoluant ensemble dans cette aventure.

Encore aujourd'hui, chacun des maquillages que je réalise pour elle est le fruit d'une collaboration entre nous deux : on ne se gêne pas pour prendre le pouls des tendances et essayer de nouvelles choses. Au-delà des modes, son image a aussi beaucoup changé avec les années, suivant les transformations dans sa vie privée. L'arrivée de ses enfants et la mise en place de nouvelles priorités dans sa vie lui ont apporté une maturité et une confiance qui se reflètent tout naturellement dans son apparence. Si, à l'époque de *La Fureur,* les maquillages hauts en couleur et en paillettes avaient la cote avec elle (avec vous aussi, admettez-le!), aujourd'hui elle opte de plus en plus pour la transparence, les teintes douces et les textures légères… Quitte à s'offrir parfois une petite soirée scintillante, le temps d'un gala.

Ce n'est pas un hasard si Véro est la plaque tournante de ce livre : à mes yeux, elle rassemble des facettes de toutes les femmes à la fois belles et uniques qui peuplent ces pages. J'ai réalisé pour elle deux styles lumineux et complémentaires, mais je pense que j'aurais pu en faire mille sans me lasser.

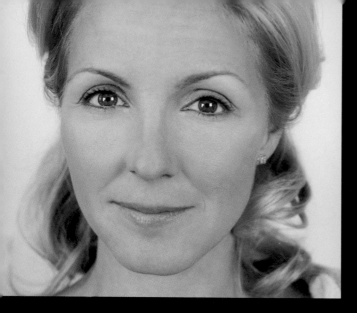

ILLUMINER LE REGARD SANS LE DÉGUISER

Pour la première version de son maquillage, Véro et moi nous sommes entendus sur un style *nu*, presque invisible, et pourtant très efficace pour mettre en valeur la beauté naturelle. Avec ce type de maquillage, la couleur reste très subtile et c'est plutôt la zone d'application qui devient notre terrain de jeu. Au niveau des yeux, j'ai utilisé des teintes claires près des coins externes, très près des sourcils, pour remonter un peu cette partie légèrement tombante de sa paupière supérieure, et j'ai réservé les fards plus foncés au bord des cils, pour plus de définition.

UN SOURIRE QUI BRILLE

Le sourire de Véro fait plaisir à voir : il dégage tellement de bonheur et de gentillesse ! Pour lui rendre justice, j'utilise sur sa bouche des produits brillants et soyeux, avec un maximum de pigments réflecteurs. Pour amplifier la lèvre supérieure, l'utilisation habile du crayon fait toute la différence.

Les pommettes hautes de Véronique peuvent aussi être mises à contribution : y appliquer des pigments illuminateurs fait rayonner son sourire sur tout son visage, un effet que j'aime beaucoup.

TRAITEMENT DOUCEUR POUR TEINT DÉLICAT

Véro est une vraie blonde, dont la peau fragile laisse transparaître une couleur bleutée près des yeux, sur le front et au niveau du cou. Pour unifier son teint et amplifier son éclat, j'utilise des produits très légers, plutôt illuminateurs que couvrants.

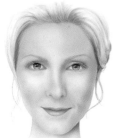

REPÈRES

- visage ovale
- œil en amande légèrement tombant
- lèvre supérieure fine

PRODUITS UTILISÉS

TEINT : Correcteur illuminateur liquide
pour les yeux
Fond de teint en crème
Poudre translucide

YEUX : Crayon à sourcils châtain clair
Fards à paupières :
brun espresso mat (1)
caramel mat (2)
rose clair nacré (3)
Mascara très noir

EFFET CONTOUR : Modeleur brun bronze
Fard à joues illuminateur abricot

BOUCHE : Crayon à lèvres rose naturel
Rouge à lèvres hydratant rosé (6)
Brillant à lèvres très brillant

TRANSFORMATION : **Crayon noir pour les yeux**
Fards à paupières :
violet mat (4)
rose vif satiné (5)
Faux-cils individuels
Fard à joues illuminateur
Rouge à lèvres rose soutenu (7)

OUTILS

Brosse à sourcils • Éponge de latex ou pinceau à fond de teint • Houppette à poudre libre • Pinceau biseauté • Pinceau estompeur • Pinceau pour fard à paupières • Pinceau à modeleur Pinceau pour fard à joues • Pinceau à lèvres

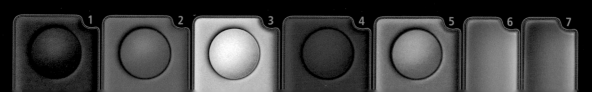

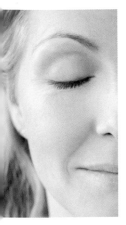

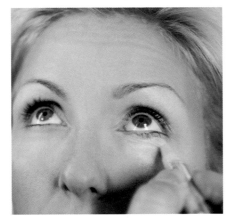

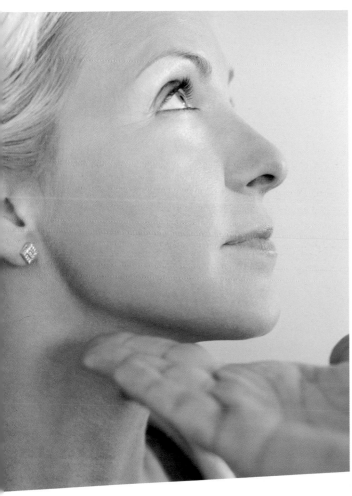

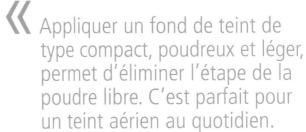

« Appliquer un fond de teint de type compact, poudreux et léger, permet d'éliminer l'étape de la poudre libre. C'est parfait pour un teint aérien au quotidien.

BRUNO

LE TEINT

Véronique est rarement cernée : lorsqu'elle est fatiguée, c'est plutôt l'expression de ses yeux qui va changer. Malgré ceci, j'applique habituellement sur la peau fine autour de son œil un correcteur beige rosé de bonne qualité, ce qui masque efficacement les petites veines visibles à travers cette peau fine. Pour certaines occasions, par exemple les séances de photos, je remplace le correcteur par un correcteur additionné d'illuminateur pour le contour de ses yeux. En ce qui concerne le fond de teint, j'opte pour des produits de grande qualité, bien pigmentés, qui diffuseront la lumière sur son visage. Comme la légèreté est de mise, je choisis une formule crémeuse qui se fond bien à la peau.

La touche de poudre libre ajoutée ensuite vient fixer le maquillage. Afin de ne pas annuler l'effet illuminateur obtenu par les étapes précédentes, je prends une poudre micro-fine, et plutôt réfléchissante que matifiante, Véro n'ayant pas du tout la peau grasse. Je garde quand même la main légère avec ce produit, qui a tendance à mettre en évidence rides et ridules.

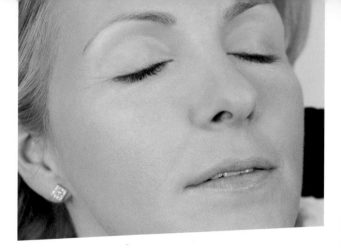

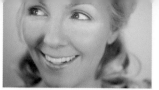

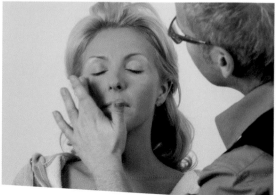

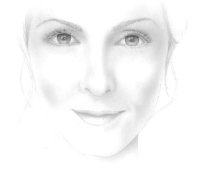

1 Correcteur : Un correcteur illuminateur liquide appliqué autour de l'œil, du sourcil à la pommette, vient unifier la couleur de la peau, et offrir une bonne base au maquillage des yeux qui va suivre.

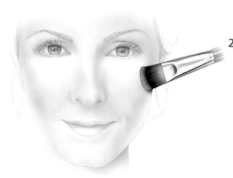

2 Fond de teint : Sur toute la surface du visage, ainsi que sur les oreilles, le cou et le décolleté, on applique à l'éponge ou au pinceau un fond de teint soyeux et lumineux. On lisse les zones de peau fine du bout des doigts, pour éviter que du fond de teint ne se loge dans d'éventuelles ridules, qui seraient ensuite accentuées par l'application de poudre.

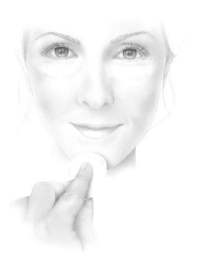

3 Poudre translucide : Avec une houppette fine, on fixe le fond de teint d'un voile de poudre translucide micro-fine.

Sous l'œil, on en dépose une bonne quantité au pinceau, de façon à former un tablier de poudre qui protégera la peau des taches de fard à paupières. Une fois le maquillage des yeux terminé, on balaie délicatement l'excédent avec un gros pinceau à poudre libre.

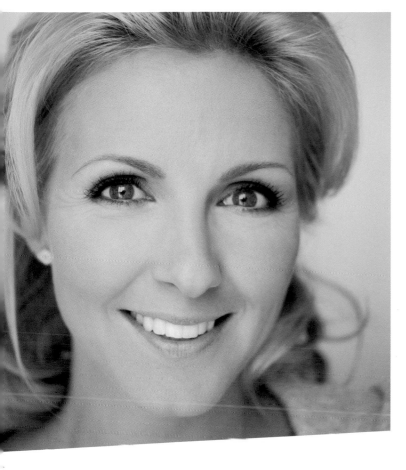

LES YEUX

Il y a plusieurs couleurs à l'intérieur des iris de Véro, le vert étant prédominant dans un mélange qui inclut aussi du gris et du jaune. À mon humble avis, toutes les couleurs, aussi bien terreuses que chaudes ou froides, conviennent pour mettre ses yeux intenses en valeur. En fait, j'aime particulièrement mélanger ces trois palettes, ce qui permet d'apporter toutes sortes de nuances. Il peut m'arriver d'utiliser une dizaine de fards différents pour obtenir des jeux de couleurs particuliers… même si je me doute que je serai peut-être le seul à en remarquer toute la subtilité !

Je me suis limité cette fois-ci à trois couleurs de fards à paupières, question de bien en démontrer les techniques d'application et de vous montrer combien peu de produits sont nécessaires pour l'obtention d'un résultat seyant. Le fard foncé vient définir le contour de l'œil tout en douceur, le fard moyen accentue le creux au-dessus de la paupière mobile et rectifie l'angle de la paupière supérieure, et le fard clair crée un point de lumière sous le sourcil : voilà, au fond, l'essentiel des principes appliqués tout au long de ce livre.

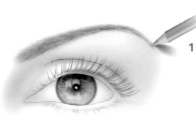

1 **Crayon à sourcils** : On renforce et corrige le tracé des sourcils avec de petits traits de crayon châtain clair, qu'on estompe ensuite soigneusement avec une brosse à sourcils.

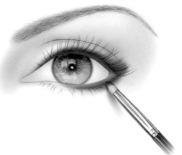

2 **Fard brun espresso mat** : Tout le long des cils supérieurs, on étend le fard à l'aide d'un pinceau biseauté, avec lequel on étire ensuite un peu de pigment vers le haut de façon à venir encadrer le coin extérieur de la paupière mobile. Au pinceau estompeur *smudge,* on applique puis estompe un peu du même fard sous les cils inférieurs, en évitant le coin interne.

LES SOURCILS

Ce sont vraiment les sourcils de Véro qui ont créé un contact entre elle et moi, dès notre première rencontre. Elle sortait alors tout juste de l'adolescence, et ses sourcils, comme elle le dit souvent en entrevue, ressemblaient à ceux d'un clown de par leur forme en accent circonflexe. Ce tracé accentuait la tendance naturelle de ses yeux à descendre aux coins extérieurs, et lui donnait un air tristounet : la meilleure façon d'y remédier était tout simplement de redresser sa ligne naturelle, en la faisant plutôt tendre vers la tempe. Dans les premiers temps, le crayon permettait de dessiner la forme désirée, puis, au fil des épilations, la pilosité elle-même s'est mise à suivre mes indications : un succès sur toute la ligne… de sourcil !

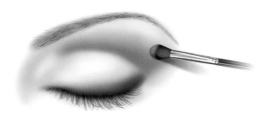

3 **Fard caramel mat** : Avec un pinceau estompeur, on trace un arc de fard caramel, du coin interne du sourcil au coin externe de l'œil.

Pour accentuer davantage le creux et remonter le coin extérieur, on étend le pigment caramel assez haut sur l'arcade. On peut aussi rajouter, toujours à l'estompeur, un peu de fard espresso mat à sa base.

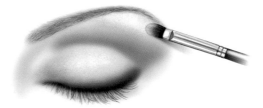

4 **Fard rose clair nacré** : Dans la zone libre de fard sous le sourcil, on dépose au pinceau applicateur un fard pâle et irisé. Puis, avec un estompeur, on brouille la frontière avec le fard caramel sur toute sa longueur.

Avec ce même pinceau, on vient aussi déposer un peu de fard clair sur la paupière mobile, ainsi qu'une touche sous les cils inférieurs, au centre de l'œil.

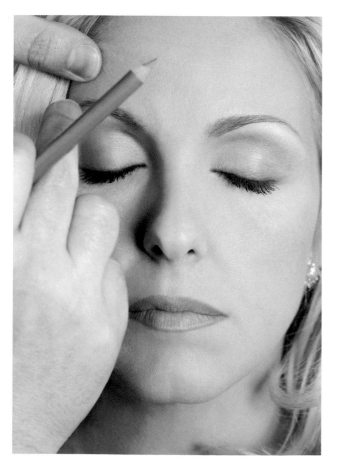

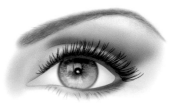

5 **Mascara** : On applique un mascara très noir sur les cils supérieurs, d'abord avec une brosse définissante, puis avec une brosse plus dense.

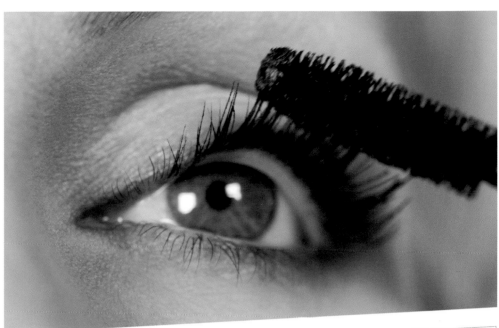

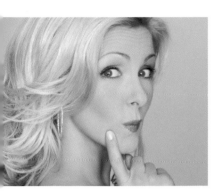

LES CILS

Pour une femme blonde, une application soignée de mascara peut avoir un effet tout aussi spectaculaire, et beaucoup plus confortable, que des faux-cils. Il faut compter sur un minimum de deux couches de mascara pour en tirer leur plein potentiel. D'abord, un passage avec une brosse définissante, aux poils courts et rigides, permet de gainer chaque cil de couleur. On procède ensuite à une deuxième application avec une brosse plus grosse et plus dense, qui vient ajouter du volume à la frange de cils. On peut répéter ces étapes aussi souvent que nécessaire pour obtenir l'effet désiré, mais il est important de bien séparer les cils avec une brosse ou un peigne à cils propre entre chaque couche de mascara, si non, bonjour les grumeaux!

Je réserve habituellement le mascara aux cils supérieurs, à moins de rechercher un effet particulier et d'être préparé aux retouches : selon mon expérience, appliqué sur les cils du bas, il a tendance à créer une ombre qui dessine un cerne, mais aussi à filer dès que la peau devient humide.

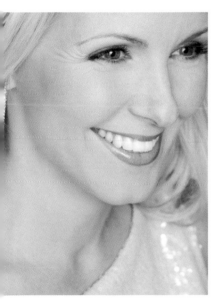

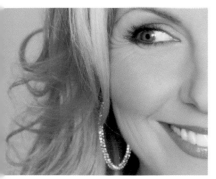

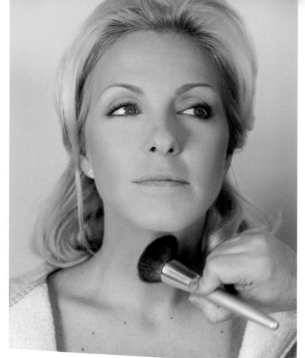

L'EFFET CONTOUR

Le visage ovale de Véro est bien proportionné et très harmonieux. L'application du modeleur viendra donc simplement en souligner le tracé, et il n'est pas pertinent d'en utiliser beaucoup. De toute façon, il vaut toujours mieux doser ce produit avec parcimonie. Pour un maquilleur, rien de plus déplacé dans un maquillage qu'une « masse » de modeleur dont on peut distinguer les contours : ça passe complètement à côté de l'effet recherché, puisqu'on attire finalement l'attention sur les zones qu'on voulait garder dans l'ombre.

Il faut aussi considérer l'éclairage auquel sera soumis le visage. Pour un événement à l'extérieur, il arrive que je n'utilise pas du tout de modeleur. Dans un cas comme celui-ci, les photos sont prises à l'intérieur sous un éclairage artificiel puissant qui efface complètement les ombres naturelles; j'en applique donc un peu dans le creux des joues, sur les tempes, et en dégradé le long de la ligne de la mâchoire. J'aime aussi en balayer sur les ailes et la pointe de son nez, pourtant menu, simplement parce que ça me permet de varier les *looks* et de m'amuser en altérant subtilement sont aspect.

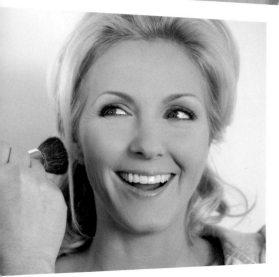

« Même sans artifice, le visage de Véro est très lumineux. Il m'arrive d'amplifier cet effet avec un illuminateur mat, que j'applique alors sur l'arête du nez ainsi qu'au milieu du front, mais toujours par petites touches. En anglais on dit "Less is more". Rappelez-vous-en si vous avec un doute ! »

BRUNO

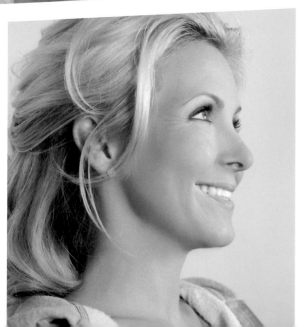

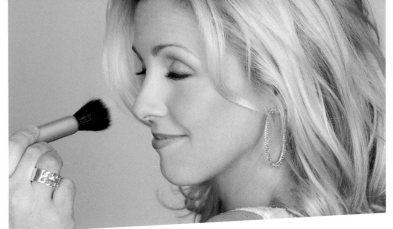

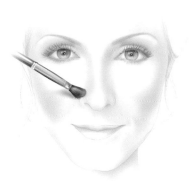

1   **Modeleur** : On choisit un modeleur d'un brun clair tirant sur le bronze. Sur les joues, on l'applique en tapotant avec un gros pinceau à modeleur, en montant du creux jusqu'à la tempe. Pour le bord de la mâchoire et les ailes du nez, on préfère un pinceau à modeleur plus fin, qui permet de bien estomper sans pour autant déborder de la zone d'application étroite.

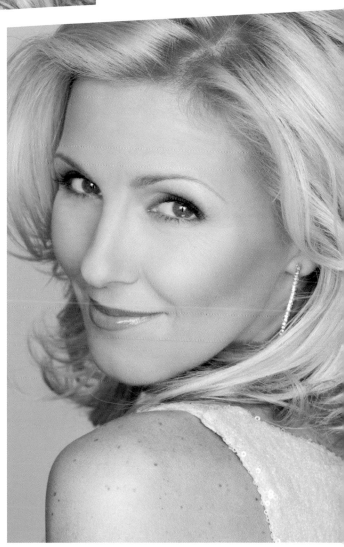

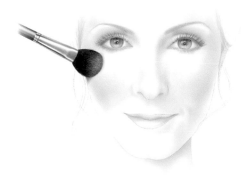

2   **Fard à joues** : Un fard à joues légèrement irisé appliqué sur les pommettes amplifie leur arrondi, et colore le teint. On prend une couleur chaude, ici un abricot tirant sur le doré, et on l'applique au pinceau de la pommette à la tempe, en suivant l'os zygomatique.

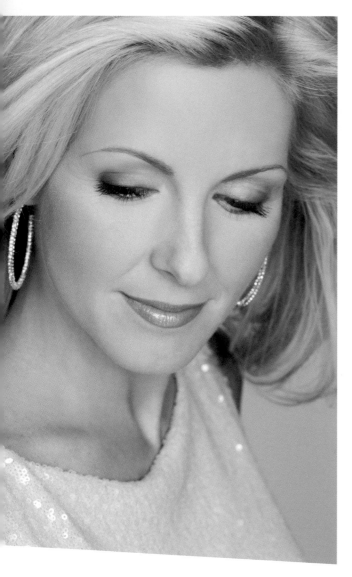

LA BOUCHE

Si le sourire de Véro est resplendissant, la principale intéressée ne s'est jamais cachée du fait que sa bouche est un peu inégale et de taille plutôt moyenne. On peut à la fois lui donner un air plus charnu et rectifier sa symétrie en traçant son contour avec un crayon d'une couleur très proche de celle des lèvres, qu'on recouvrira ensuite d'un rouge à lèvres de la même teinte.

Au fil des années, nous avons essayé cette technique avec plusieurs colorations et textures de produits. Comme c'est arrivé à beaucoup de femmes, nous avons commis certaines erreurs… mais il fallait bien vérifier pour en être certains! Nous avons finalement conclu que les couleurs très foncées ou les finis ultra-lustrés accentuaient l'inégalité de sa bouche, en plus de durcir son visage. Qu'à cela ne tienne : une foule de teintes peuvent être utilisées en remplacement des couleurs trop fortes, et une texture soyeuse et hydratante est tout à fait efficace pour donner du volume. Je préfère miser sur les couleurs qui l'avantagent, en général plutôt douces et lumineuses, ce qui ne veut pas dire qu'on s'empêche d'essayer le dernier coloris à la mode à l'occasion.

Derniers facteurs à évaluer dans le choix du rouge à lèvres : sa texture et son parfum! Vous l'aurez sous le nez toute la journée, aussi bien vous assurer que ça ne vous sera pas désagréable. Pour Véro, j'utilise toujours des produits de bonne qualité, pré-approuvés par le nez de Madame!

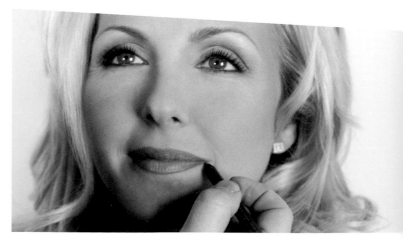

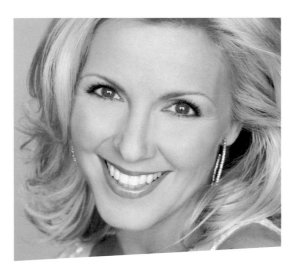

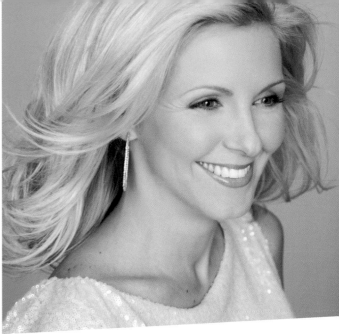

1 **Crayon à lèvres** : On utilise un crayon mat et onctueux, d'un rose naturel tirant sur le brun, pour uniformiser le contour des lèvres. On commence par tracer le long de l'arc de cupidon, on poursuit avec le centre de la lèvre inférieure, puis on vient rejoindre les commissures à petits traits, d'abord d'un côté puis de l'autre, en veillant à la symétrie. Une fois le contour délimité, on couvre les lèvres de crayon : ainsi les corrections apportées au contour n'en seront que moins apparentes, et le rouge à lèvres tiendra plus longtemps.

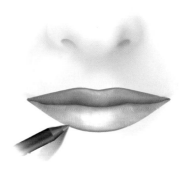

2 **Rouge à lèvres** : Par-dessus le crayon, on applique au pinceau un rouge à lèvres très hydratant et plutôt translucide.

Selon le rouge à lèvres utilisé et l'intensité recherchée, on peut ajouter ensuite une touche de brillant à lèvres rosé.

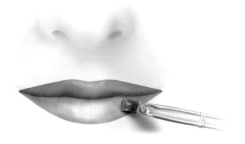

« Je suis très expressive, et j'ai tendance à souvent porter les mains à ma bouche quand je parle ou quand je ris… une autre bonne raison de me tenir loin des rouges qui tachent !

VÉRO »

TRANSFORMATION :
EN FAIT, IL FAUT ÊTRE BIEN
POUR ÊTRE BELLE

À mon avis, le maquillage devrait toujours aider à se sentir bien dans sa peau, en confiance, et ne devrait au contraire jamais être un obstacle à votre confort. Lors d'événements importants, c'est bien normal de vouloir être à votre avantage. Par contre, si vous sentez votre fond de teint couler sur vos tempes, que vous devez inspecter votre rouge à lèvres à tout moment pour éviter les bavures, ou que vous portez pour la première fois des cils postiches, votre malaise risque de paraître plus que votre maquillage soigné.

Tout au long de ce livre, je vous donnerai des astuces qui permettent de transformer un maquillage « simple » en maquillage « habillé » : vous verrez, il existe mille et une façons de rehausser votre style favori, sans vous sentir déguisée. Compliments garantis !

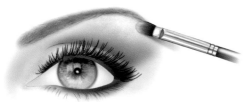

1 **Fard violet mat et crayon noir pour les yeux** : Avec un pinceau biseauté, on applique le long des cils inférieurs et supérieurs un fard violet mat qui fait ressortir la couleur des iris.

Pour un regard perçant, on ajoute aussi un trait de crayon noir pour les yeux à l'intérieur des cils du bas.

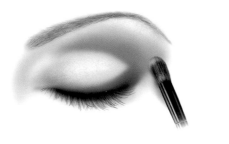

2 **Fard rose vif satiné** : Au pinceau estompeur, on recouvre le fard brun caramel d'un fard rose vif contenant des pigments réflecteurs.

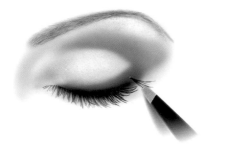

3 **Fard rose clair nacré** : Sur la paupière mobile et sous le sourcil, on remet du fard rose clair nacré, cette fois en quantité un peu plus importante de façon à créer un point de lumière bien visible. On vient aussi en porter un peu près du coin interne de l'œil.

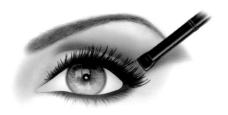

4 **Faux-cils et mascara** : L'œil devient franchement voluptueux quand on ajoute à la frange de cils quelques postiches en éventail, placés à l'aide de la pince. Une énième couche de mascara vient ensuite unifier le tout.

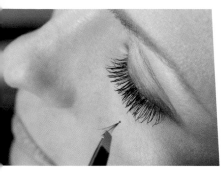

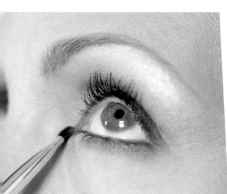

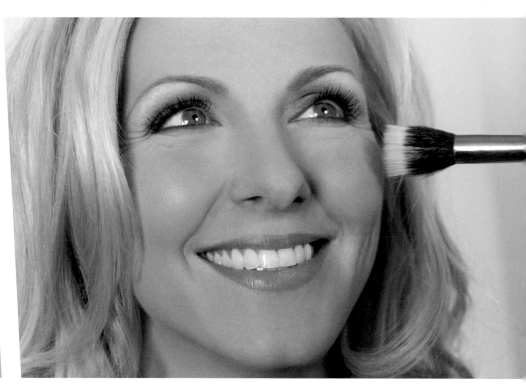

5   **Fard à joues** : Une fois le maquillage des yeux intensifié, il faut s'assurer que le reste ne semble pas fade en comparaison. Un fard à joues illuminateur rose, assorti au fard à paupières rose vif, donnera plus de volume aux joues tout en leur conférant un supplément de couleur vitaminée.

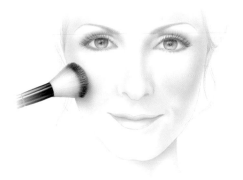

6   **Crayon et rouge à lèvres** . Pour rehausser aussi la couleur de la bouche, on commence par essuyer, avec une éponge humide, le premier rouge à lèvres appliqué.

On trace ensuite à nouveau le contour, cette fois avec un crayon rose vif tirant sur le fuchsia, puis on recouvre la bouche avec un rouge à lèvres assorti, qu'on applique au pinceau.

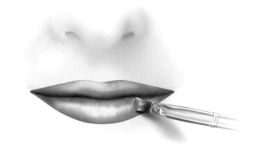

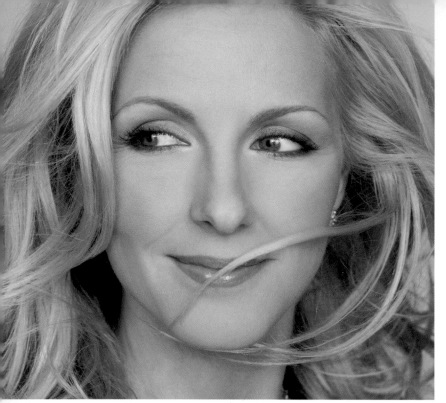

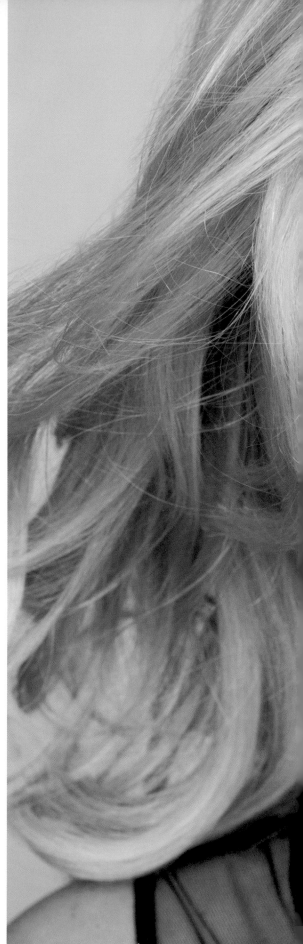

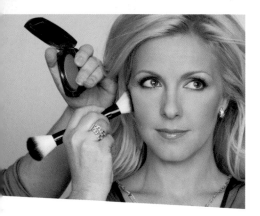

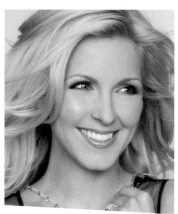

« Véro a un physique avantageux, impossible de le nier. Bien sûr, la génétique y est pour quelque chose, mais ce qui fait selon moi que tant de gens s'entendent pour la trouver belle, c'est ce qu'elle dégage, et l'ambiance harmonieuse qu'on sent régner autour d'elle. »

BRUNO

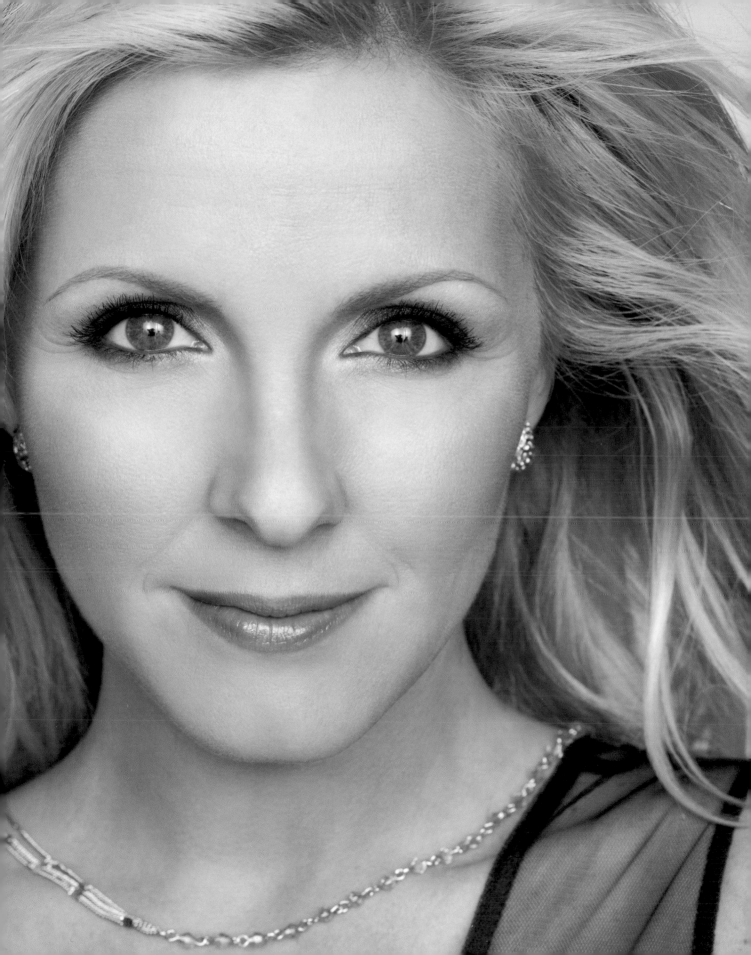

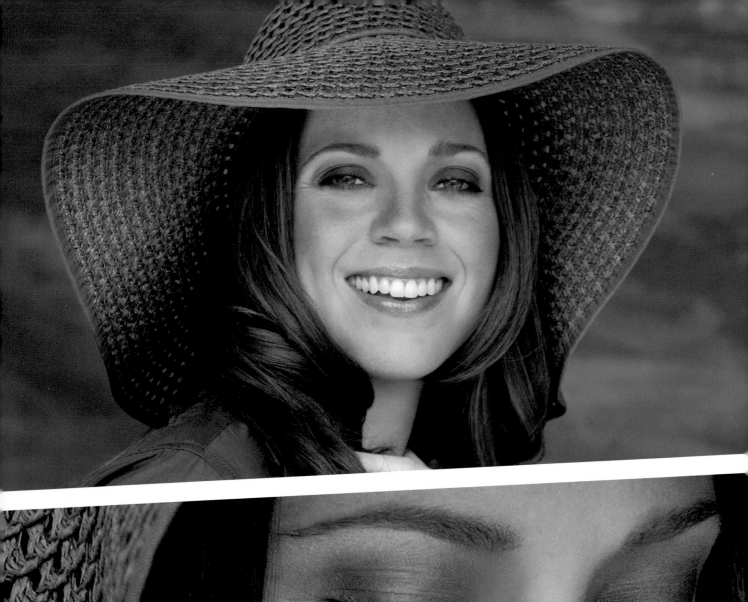
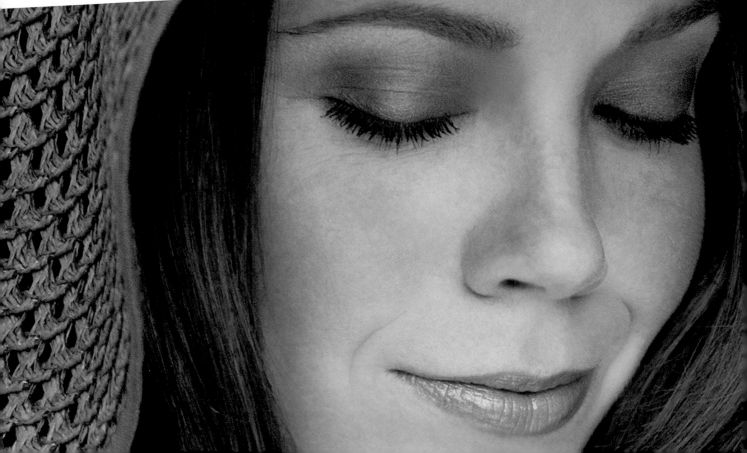

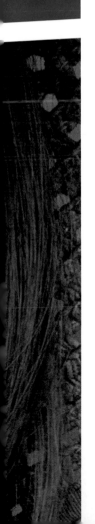

CATHERINE BÉRUBÉ

COMÉDIENNE, *FASHIONISTA* ET CAMÉLÉON BIGARRÉ

« Je me considère comme un caméléon qui a un peu de tout dans son placard afin de pouvoir s'adapter aux différentes situations. **CATHERINE** »

Le moins que je puisse dire, c'est que Catherine Bérubé est une comédienne polyvalente. Depuis quelques années, elle nous régale de performances savoureuses autant au théâtre qu'au cinéma et à la télé. En ce qui me concerne, Catherine s'est révélée être un coup de cœur tant par sa beauté physique que par son talent d'actrice.

Ce qui caractérise cette jolie rousse pétillante? L'énergie, mais aussi et surtout la passion du jeu. À l'entendre parler, on comprend rapidement que c'est une femme intense qui s'engage à fond dans tout ce qu'elle entreprend.

D'ailleurs, quand il s'agit de se mettre dans la peau d'un personnage, elle n'hésite pas à profiter du maquillage pour effacer ses propres traits et mieux prendre ceux d'une autre. Dans sa vie de tous les jours, elle passe avec facilité du naturel au complètement *glam*. Même si son visage est connu du public, elle se donne la liberté de varier les styles et de jouer avec les couleurs.

Ce caractère fort, capable d'abandon pour les besoins d'un personnage, fait partie de ce qui me séduit chez elle. De son côté, elle m'a dit admirer la beauté physique de certaines femmes, mais retenir une impression plus intense de l'ensemble de leur personne, de l'union de l'intérieur et de l'extérieur. Nous sommes bien d'accord sur ce point : la beauté doit partir de qui l'on est. Je lui ai donc suggéré un maquillage aussi fort que sa personnalité, et n'ai pas été surpris de la voir accepter !

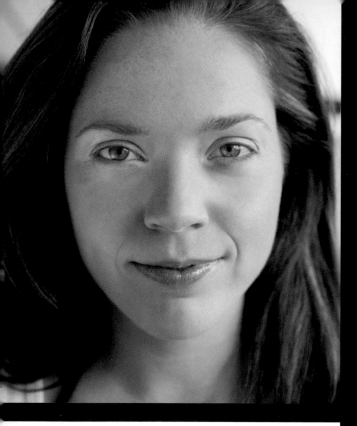

FAIRE RAYONNER LE TEINT

Je l'avoue, j'aime particulièrement la beauté des rousses naturelles. Les flamboyants cheveux de Catherine encadrent son visage et influencent autant la couleur que la forme qui s'en dégagent. On ne peut pas parler de son teint sans évoquer ses taches de rousseur, typiques des femmes rousses. À moins qu'on ne me le demande ou que ce ne soit dans un but précis, je ne cherche pas à les camoufler : j'évite en général de « masquer », mon but étant plutôt de donner un maximum de luminosité au teint.

ALLUMER LES YEUX

La couleur perçante et la forme très polyvalente des grands yeux de Catherine m'ouvrent toute une gamme de possibilités. J'ai choisi de délaisser le *look* naturel et de jouer à fond ces magnifiques caractéristiques. Ses sourcils hauts et superbement structurés offrent un cadre solide qui atténue la distance entre les yeux. Pour continuer cet effet, je n'aurai qu'à allonger un peu vers le nez la ligne existante, et à travailler le maquillage des paupières vers l'intérieur plutôt que vers l'extérieur. Je vais aussi accentuer ses cils très pâles, ce qui donnera plus d'éclat et de définition au regard.

ÉQUILIBRER LE BAS DU VISAGE

Puisque la mâchoire de Catherine est étroite et que le maquillage des yeux sera très intense, je veux faire un maquillage *glam* à la bouche, sans la rendre trop forte. Pour délimiter son contour, je vais utiliser un crayon correcteur couleur chair et tracer à l'extérieur de la forme des lèvres : de cette façon, on évite une bouche qui a l'air redessinée... et une surdose de maquillage.

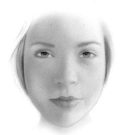

REPÈRES

- visage ovale tirant sur le cœur
- yeux écartés
- teint de rousse

PRODUITS UTILISÉS

TEINT :	Correcteur liquide
	Illuminateur liquide
	Fond de teint
	Poudre translucide
YEUX :	Crayon à sourcils châtaigne
	Crayon anthracite pour les yeux
	Fards à paupières :
	brun bronze foncé (1)
	violet (2)
	orangé (3)
	doré-limette (4)
	Mascara très noir
EFFET CONTOUR :	Modeleur brun
	Fard à joues rose-orangé
BOUCHE :	Crayon correcteur couleur chair
	Brillant à lèvres rosé (5)

OUTILS

Pinceau à fond de teint et/ou éponge de latex • Houppette • Pinceau à poudre • Brosse à sourcils • Pinceau biseauté pour les yeux • Pinceaux estompeurs pour les yeux • Pinceau applicateur • Pinceaux à modeleur larges • Pinceaux à modeleur fins • Pinceau pour fard à joues • Pinceau à lèvres

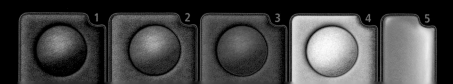

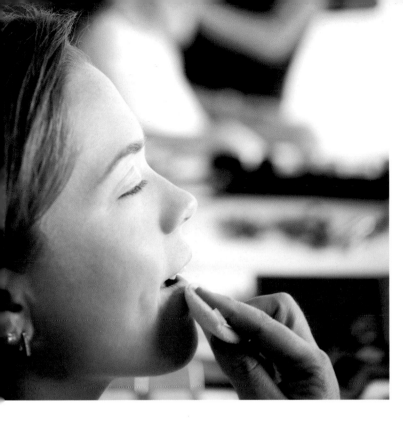

LE TEINT

J'utilise un illuminateur liquide pour magnifier la luminosité de sa belle peau de rousse. On peut l'appliquer directement sur les pommettes avant le fond de teint, mais cette fois j'ai carrément mélangé les deux produits. Lorsque les traits et le teint sont délicats, comme chez Catherine, c'est important de ne pas les alourdir avec des épaisseurs de maquillage, mais plutôt de les structurer avec des touches judicieusement positionnées.

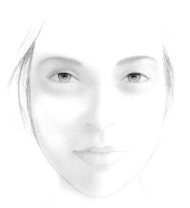

1 **Correcteur** : On applique un correcteur liquide léger sous les yeux et sous les sourcils, puisque très peu de fond de teint sera appliqué dans cette zone. Au besoin, on vient aussi camoufler les petites imperfections avec un crayon correcteur : sa pointe fine permet des interventions précises.

2 **Illuminateur et fond de teint** : Le fond de teint utilisé, crémeux avec un fini satiné, s'étend facilement et est peu couvrant. Mélangé à un illuminateur liquide ou crémeux, il va donner un bel éclat à tout le visage. L'application se fait par touches légères, au pinceau (ou à l'éponge) sur le cou, et au doigt sur le visage afin de ne pas masquer les taches de rousseur.

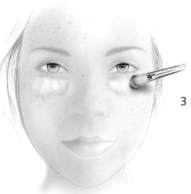

3 **Poudre translucide** : Une fine couche de poudre translucide appliquée à la houppette sur l'ensemble du visage vient fixer le tout. On en dépose ensuite une bonne quantité au pinceau, juste sous les yeux. Ça agira comme tablier contre les pigments colorés qu'on viendra mettre sur les paupières. Une fois le maquillage des yeux fait, on balaie ce surplus avec une gros pinceau propre.

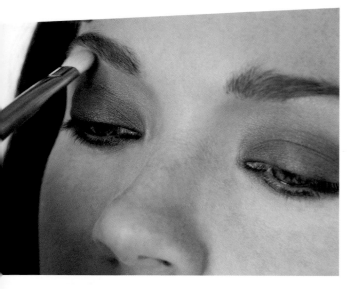

LES YEUX ET LES SOURCILS

Les sourcils sont un cadre indispensable pour les yeux. Catherine l'a très bien compris et elle entretient soigneusement les siens. Je me suis donc contenté d'intensifier légèrement sa ligne naturelle, en insistant sur le coin intérieur. Dans le même esprit, j'ai utilisé des couleurs intenses près du centre du visage, tandis que l'extérieur de son arcade sourcilière et sa tempe sont plus dégagés. Comme c'est souvent le cas pour les femmes blondes ou rousses, son regard gagne beaucoup en définition si on applique un mascara sur toute la ligne des cils : la superposition de plusieurs couches de mascara très noir vient appuyer l'effet du crayon pour les yeux.

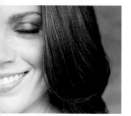 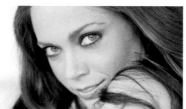 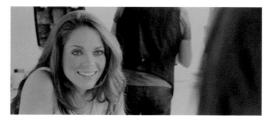 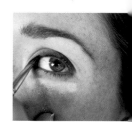

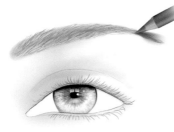

1 Crayon à sourcils : On précise la ligne des sourcils avec un crayon couleur châtaigne. Sans trop appuyer le trait, question de conserver un effet naturel, on allonge un peu le coin intérieur vers le nez.

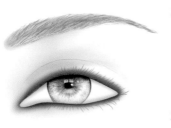

2 Crayon pour les yeux : Avec un crayon anthracite, on trace le contour de l'œil à l'intérieur de la ligne des cils. Le trait devrait être un peu plus épais sur la paupière supérieure, et bien encadrer le coin intérieur.

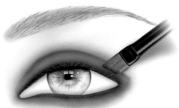

3 Fard brun bronze et fard violet : On applique au pinceau biseauté un brun tirant sur le bronze sur toute la surface de la paupière mobile. On vient en porter jusqu'au coin intérieur, et on estompe vers le haut en suivant l'arrondi de la paupière.

Pour un effet plus *punché,* on a pris ici un fard violet pour tracer une fine ligne juste sous les cils de la paupière inférieure, mais on aurait aussi pu utiliser le même brun que sur la paupière supérieure.

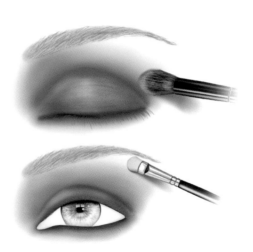

4 **Fard orangé** : L'orangé qu'on applique ensuite est la couleur phare de ce maquillage. Avec un pinceau estompeur, on va le porter du coin intérieur des sourcils, presque au niveau du nez, jusqu'au coin extérieur de l'œil, en dessinant une courbe descendante de plus en plus estompée.

5 **Fard doré-limette** : Directement sous le sourcil, on place au pinceau applicateur une couleur très claire, ici un doré très pâle tirant sur la couleur limette.

6 **Mascara** : On poursuit avec plusieurs couches de mascara très noir sur les cils du haut et du bas, en passant entre chaque couche un coup de peigne à cils. Alterner brosse fine et brosse épaisse permet d'aller chercher à la fois définition et volume, pour un effet maximum.

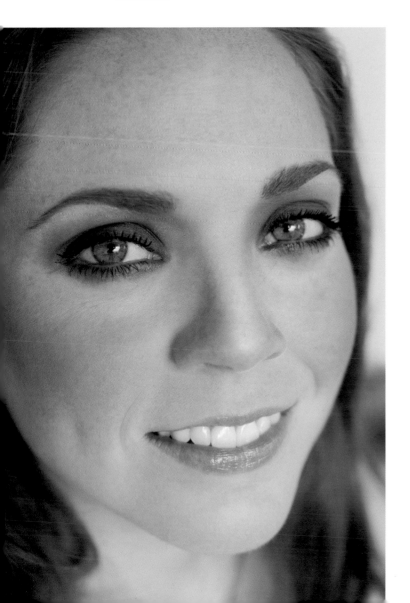

« L'orangé utilisé dans ce maquillage tire une partie de son intensité du contraste qu'il forme avec le bleu vert des yeux de Catherine. N'hésitez pas à expérimenter pour découvrir quelles couleurs vous mettent particulièrement en valeur – et n'oubliez pas que ça peut changer selon votre tenue, les accessoires que vous portez, votre bronzage… BRUNO »

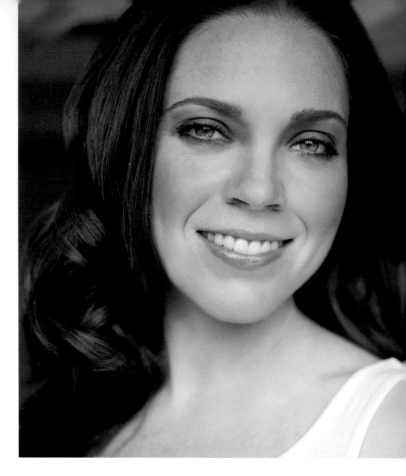

L'EFFET CONTOUR

Le modeleur et l'illuminateur donnent un aspect plus dramatique au visage de Catherine. En structurant bien le nez et les tempes, et en accentuant la lumière à des endroits-clés, on continue le travail amorcé avec le reste du maquillage. Les cheveux foncés qui encadrent le visage jouent aussi un rôle modelant : il faut tout prendre en compte !

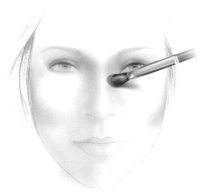

1 **Modeleur** : Avec un pinceau fin, on place d'abord du modeleur foncé vers le haut du nez, près des sourcils, de façon à accentuer l'effet de rapprochement des yeux créé par le fard orangé. Permettez-vous quelques essais pour trouver la zone d'application et l'intensité idéales : c'est la clé pour réussir votre coup.

Avec un pinceau à modeleur un peu plus gros, on vient creuser un peu sous la pommette, en estompant toujours les contours pour éviter un effet de « plaque ».

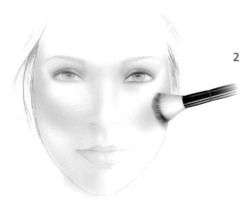

2 **Fard à joues** : Le fard à joues, d'un rose tirant sur l'orangé, est balayé haut sur la joue au pinceau et remonte vers la tempe. Un fard à joues légèrement métallisé va donner une belle brillance et encore plus de relief aux pommettes.

LA BOUCHE

Généralement, à moins de vouloir créer un effet particulier, il faut balancer un maquillage des yeux soutenu par une bouche plus discrète, et vice-versa. Ici, les yeux sont en vedette et la bouche est un complément : sa couleur douce laisse le premier plan au maquillage des yeux, éclatant et éclaté. Comme le brillant à lèvres aura tendance à baver si on n'applique pas de crayon, on peut tracer le contour de l'extérieur avec un crayon correcteur, et le tour sera joué!

1 **Crayon correcteur** : Avec un crayon correcteur couleur chair, on trace de l'extérieur la ligne des lèvres, en suivant la forme naturelle de près.

2 **Brillant à lèvres** : Avec un pinceau à lèvres, on récupère sur l'applicateur une petite quantité de brillant à lèvres à la fois. On en étend sur toute la bouche, en insistant plus sur la lèvre inférieure.

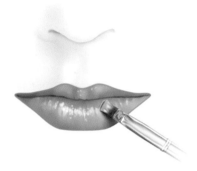

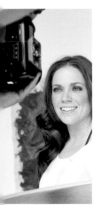

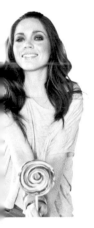

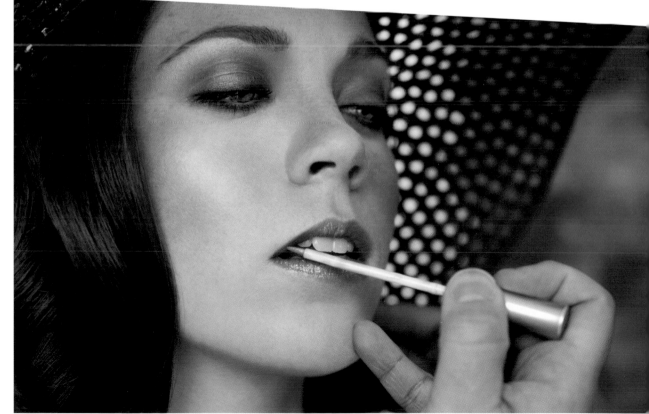

« J'aime être dirigée
pour mieux incarner
un personnage. CATHERINE »

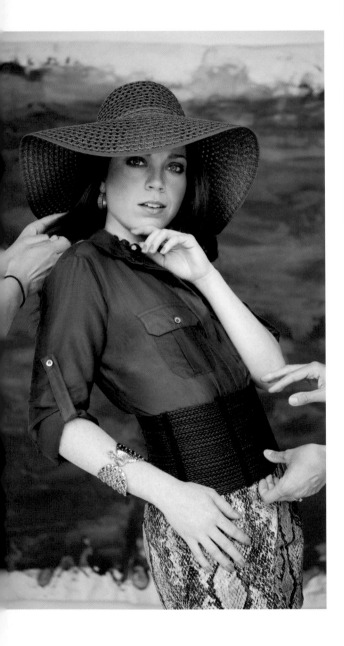

TRANSFORMATION :
UN REGARD FLAMBOYANT

Pour pousser ce *look* et jouer encore plus la couleur, on intensifie simplement ce qui a été mis en place et on recouvre les teintes neutres avec des poudres plus pigmentées.

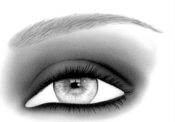

1 **Fard violet** : Sur toute la paupière mobile, par-dessus le fard bronze, on dépose un voile de poudre violette avec un pinceau estompeur *smudge*.

Au coin intérieur de l'œil, on vient rejoindre la ligne déjà tracée le long des cils du bas, qu'on épaissit légèrement.

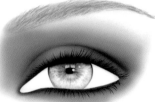

2 **Fard orangé** : On vient encadrer la zone violette avec un petit pinceau estompeur saturé de fard orange, en insistant sur le coin intérieur et sur le dessous de l'arcade. On estompe la frontière entre le violet et l'orange, au niveau du pli de l'œil, avec un pinceau propre.

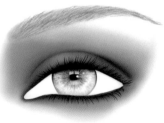

3 **Fard doré** : Sous le sourcil, on vient ajouter du doré de façon à le rendre plus visible. Comme le pigment du fard choisi tire sur le jaune vert, il crée un contraste fort avec le violet.

Une ultime couche de **mascara** sur les cils du bas vient parachever ce regard de « reine du désert ».

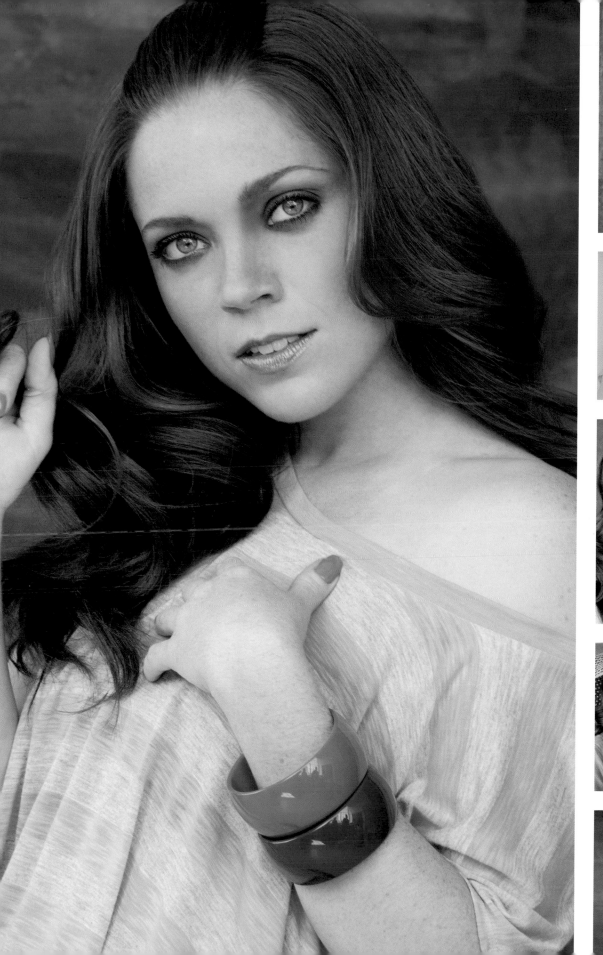
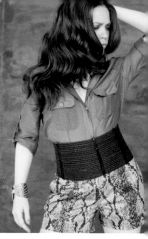
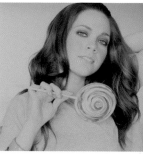
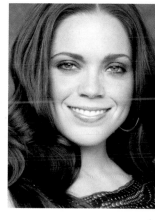
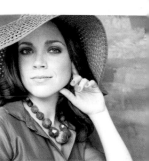
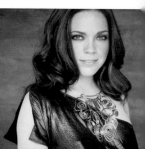

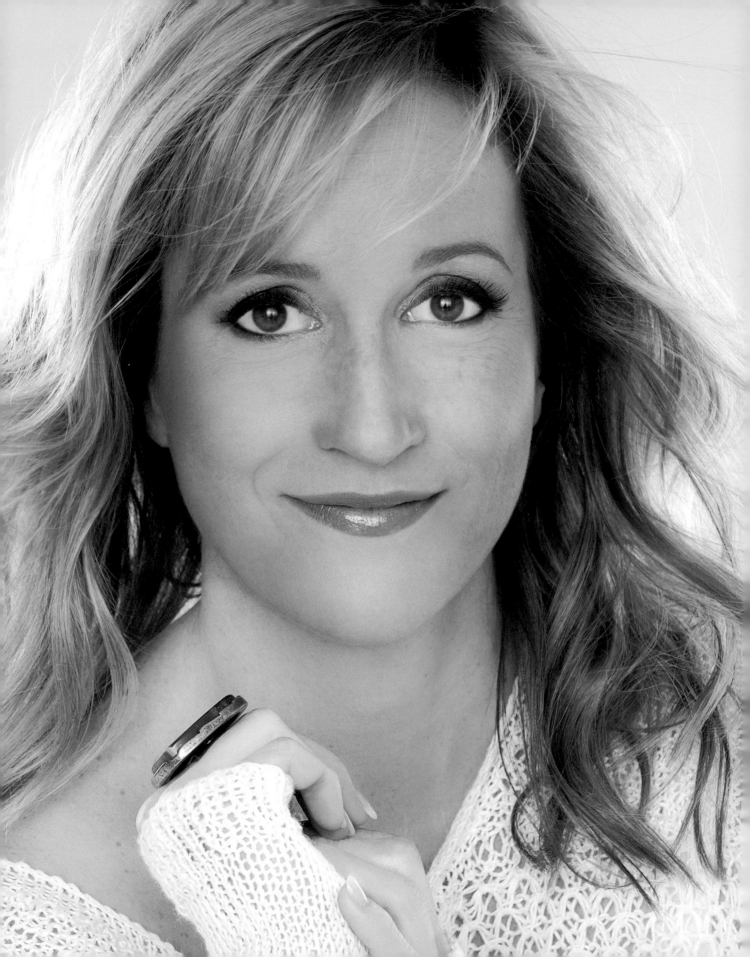

ÉLYSE MARQUIS
AIMANTE, LUMINEUSE ET DÉLICATE

« J'ai l'impression que Bruno maquille de l'intérieur : il ne plaque jamais les couleurs, et fait plutôt en sorte que la lumière semble jaillir tout naturellement du visage. ÉLYSE »

C'est au début des années 90, alors que la toute jeune Élyse Marquis commençait à faire sa marque sur la scène québécoise, que j'ai fait sa connaissance dans les coulisses du Téléthon Opération Enfant Soleil. Notre amitié est devenue plus personnelle avec le temps, et l'inviter à participer à ce livre sur la beauté m'a semblé tout naturel.

Je l'ai trouvé jolie dès le premier jour, mais je l'ai aussi vu changer au fil des ans, gagner en force : aujourd'hui, elle préfère se définir comme une femme aimante plutôt que comme une femme gentille à la recherche d'approbation et d'amour. Cette paix intérieure la fait rayonner de plus belle.

Élyse connaît bien son visage et les *looks* qui lui conviennent le mieux. Cette femme à l'énergie contagieuse déborde de vivacité et s'investit totalement dans ses projets, maquillage inclus. Une fois assise sur ma chaise de maquilleur par contre, elle s'abandonne complètement à mon expertise. C'est pour elle un moment sacré et de grande intimité pendant lequel la disponibilité et l'écoute sont capitales : c'est là que se met en place toute la synergie nécessaire au résultat attendu.

Avant même la première touche de fard ou de poudre, la routine beauté d'Élyse commence par des soins de la peau attentionnés. Elle ne lésine pas quand il s'agit de se procurer les crèmes qui conviennent à son visage, et le démaquillage quotidien est un rituel incontournable, une habitude que je recommande d'ailleurs à toutes.

Pour elle, le maquillage joue le rôle d'un déguisement complètement assumé, qui renforce sa confiance quand elle s'apprête à prendre d'assaut un plateau. Si un mascara et un baume à lèvres lui suffisent dans sa vie de tous les jours, elle adore aussi porter un maquillage plus élaboré qui fait ressortir la princesse romantique en elle. Pendant cette séance de photos, elle se remémorait d'ailleurs avec joie ses participations à *La Fureur,* où elle prenait plaisir à jouer l'extravagance pour les besoins de l'émission…

Le style du jour est plus doux, mais utilise toujours ces couleurs ultra-féminines et tendres qu'Élyse aime tant.

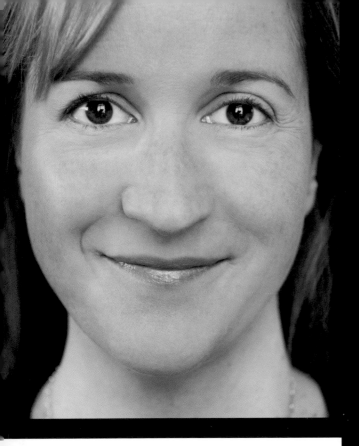

UNIFIER LE TEINT SANS MASQUER

Le teint d'Élyse est rosé et délicat. Les pores de sa peau sont fins et elle a quelques taches de rousseur naturelles. Il y a une différence entre les taches de rousseur naturelles et les taches de soleil qui, elles, se développent avec les années si la peau n'est pas bien protégée. Dans le cas d'Élyse, on ne veut pas les faire disparaître. On va plutôt unifier le teint de façon à ce qu'il projette une lumière, tout en évitant l'effet parfois masquant du fond de teint, autant lorsqu'on travaille autour des yeux pour camoufler les cernes que pour le teint en général.

FAIRE SOURIRE LES YEUX

Élyse est une personne pétillante et souriante, mais ses yeux, qui descendent un peu aux coins externes, peuvent lui donner une expression triste. Comme la pente de ses sourcils accentue cette forme, j'en ai modifié un peu la ligne naturelle en combinant épilation et crayon clair. En plaçant les fards à paupières foncés vers l'extérieur et le haut de l'œil, il est possible d'aller chercher plus d'amplitude dans cette partie du visage. J'ai choisi de maquiller les yeux d'Élyse à mi-chemin entre le naturel et le plus *glam*, un compromis qui résume bien sa personnalité.

METTRE EN VALEUR LA STRUCTURE DU VISAGE

Élyse a une structure faciale fine, dont la forme ovale est plutôt menue. Ses pommettes hautes et ses joues sont assez étroites, et sa ligne de mâchoire et son menton allongent son visage. Élyse a un nez effilé, légèrement allongé dans sa partie finale. J'utiliserai un modeleur et du fard à joues pour arrondir le milieu de son visage et attirer la lumière (et donc le regard!) sur certains endroits-clés.

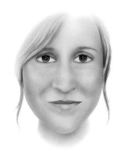

REPÈRES

- visage ovale étroit
- œil en amande légèrement tombant
- bouche fine

PRODUITS UTILISÉS

TEINT :	Correcteur liquide
	Fond de teint
	Poudre translucide
YEUX :	Crayon à sourcils brun clair
	Fards à paupières :
	prune foncé (1)
	rose fuchsia (2)
	écru brillant (3)
	Crayon noir pour les yeux
	Mascara très noir
EFFET CONTOUR :	Modeleur foncé
	Fard à joues irisé
BOUCHE :	Crayon à lèvres rose moyen mat
	Rouge à lèvres rose moyen satiné (4)
	Brillant à lèvres rosé (5)

OUTILS

Éponge • Houppettes • Pinceaux estompeurs • Pinceau traceur droit • Pinceau applicateur • Pinceau à modeleur • Pinceau pour fard à joues • Pinceau à lèvres

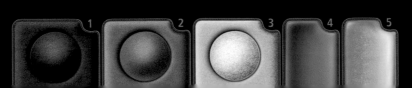

LE TEINT

Afin de faire ressortir le teint frais d'Élyse et de ne pas masquer ses taches de rousseur, j'ai utilisé un correcteur liquide pigmenté qui projette beaucoup de lumière. Combiné à un fond de teint léger (j'ai opté pour une formule liquide), il laisse la lumière naturelle de son visage rayonner. Pour assurer une tenue longue durée, j'ai finalement apposé une fine couche de poudre libre translucide sur l'ensemble du visage.

1   **Correcteur** : Avec un pinceau plat pour cache-cernes, on applique une touche de correcteur sous les yeux et aux coins des ailes du nez.

2   **Fond de teint** : Afin de garder une belle transparence, on applique à l'éponge un fond de teint très léger, qui aura un effet plus unificateur que couvrant.

3   **Poudre translucide** : On fixe à la houppette les produits liquides avec une légère couche de poudre complètement mate, qu'on choisit translucide pour ne pas altérer la couleur du fond de teint.

LES YEUX

Pour avantager les jolis yeux d'Élyse, j'ai travaillé avec des couleurs douces, qui lui ressemblent. Les fards à paupières irisés, appliqués en dégradé, viennent alléger ses paupières supérieures et ouvrir son regard. Dans le même élan, le contour de l'œil est souligné avec une combinaison de crayon noir diffus et de fard prune : une ligne trop définie aurait été écrasante.

1   **Crayon à sourcils** : On allonge un peu vers le bas la ligne du sourcil au niveau du coin interne. Avec le même crayon clair, on l'épaissit sur toute sa longueur, et on relève le coin extérieur d'un léger trait.

> « Si vous n'aviez à vous soucier que d'une seule chose dans votre visage, c'est de la ligne de vos sourcils. BRUNO »

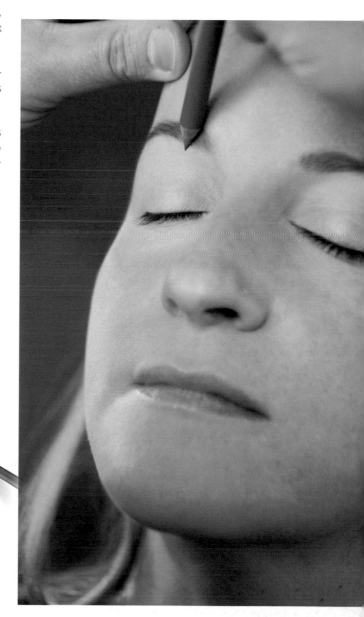

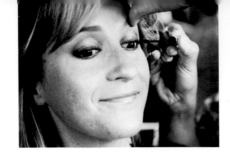
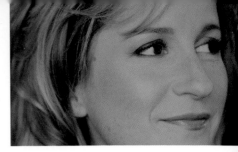

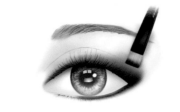

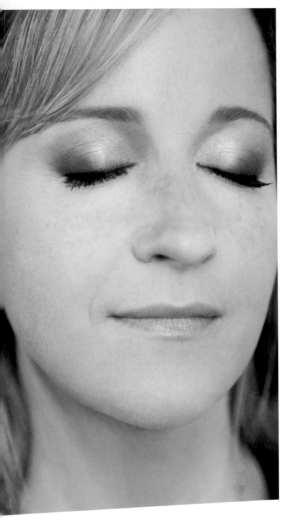

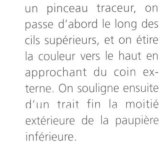

2 Fard prune foncé : Avec un pinceau traceur, on passe d'abord le long des cils supérieurs, et on étire la couleur vers le haut en approchant du coin externe. On souligne ensuite d'un trait fin la moitié extérieure de la paupière inférieure.

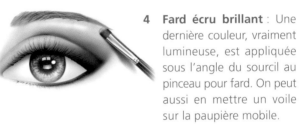

3 Fard rose fuchsia : Avec un estompeur, on encadre la paupière mobile de fard fuchsia. On part au-dessus du coin externe de l'œil, et on glisse le pinceau le long de l'arcade jusqu'au coin interne du sourcil.

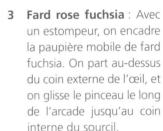

4 Fard écru brillant : Une dernière couleur, vraiment lumineuse, est appliquée sous l'angle du sourcil au pinceau pour fard. On peut aussi en mettre un voile sur la paupière mobile.

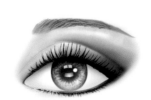

5 Crayon pour les yeux : Avec un crayon noir à pointe épaisse, on passe à l'intérieur et à l'extérieur des cils de la paupière supérieure, en insistant près du coin externe.

6 Mascara : Le mascara, très noir, est appliqué avec une brosse définissante à poils courts. On en passe plusieurs couches dans les cils supérieurs pour ouvrir au maximum le regard.

L'EFFET CONTOUR

Le modeleur et l'illuminateur jouent avec notre perception des formes. Dans le cas d'Élyse, qui a un teint très clair et un visage fin, un modeleur à peine plus foncé que sa peau me permet de raccourcir légèrement l'ovale de son visage et d'amincir la base de son nez, tandis qu'un fard irisé vient donner plus de rondeur au niveau des joues et des pommettes.

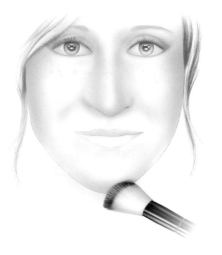

1 **Modeleur** : Pour estomper la pointe du nez et en amincir la base, on se sert du pinceau pour étendre le modeleur en dégradé délicat. On applique la même technique en fondu sur le bout du menton, de façon à absorber la lumière réfléchie par sa rondeur.

2 **Fard à joues** : On l'applique au pinceau en balayant en cercle sur les pommettes pour donner plus de largeur à la zone médiane du visage. Comme on veut intensifier le volume et réfléchir la lumière, on opte pour un fard légèrement irisé.

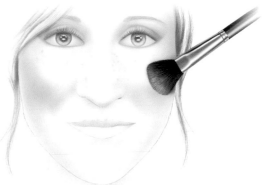

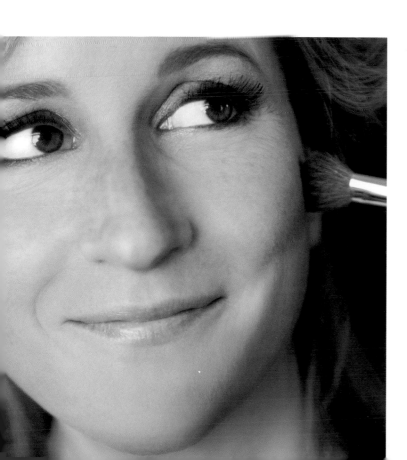

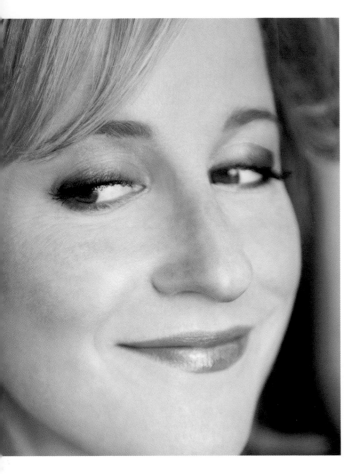

LA BOUCHE

L'utilisation avisée du crayon à lèvres est à mon avis la meilleure façon d'amplifier le volume d'une bouche. Pour obtenir le résultat ci-contre, j'ai dépassé légèrement le contour original lors de l'application : en harmonisant la couleur du crayon et celle du rouge à lèvres, on obtient un effet discret, mais efficace. J'ai opté pour des couleurs d'intensité moyenne, qui s'agencent bien à l'ensemble du maquillage. À la fin, du brillant à lèvres permet d'ourler un peu plus la lèvre inférieure, mais sans excès.

1 **Crayon à lèvres** : Au moyen d'un crayon à la fois opaque et mat, d'une couleur près de celle de la bouche, on vient tracer le contour des lèvres. Un crayon bien assorti permet de déborder un peu sans pour autant donner un air artificiel.

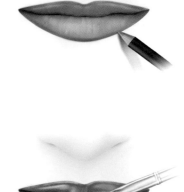

2 **Rouge à lèvres** : On applique au pinceau un rouge à lèvres d'une couleur proche de celle du crayon. Un rouge à lèvres crémeux va hydrater la bouche tout en lui donnant une apparence plus pulpeuse.

3 **Brillant à lèvres** : On finalise avec de petites touches d'un brillant à lèvres pigmenté très brillant, ce qui rehausse encore le volume de la bouche.

« Une petite quantité de brillant à lèvres suffit et risque moins de faire baver le rouge et le crayon : de grâce, évitez l'effet patinoire. BRUNO »

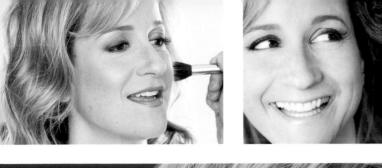
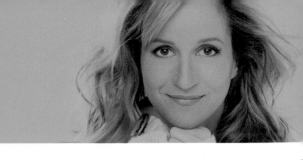
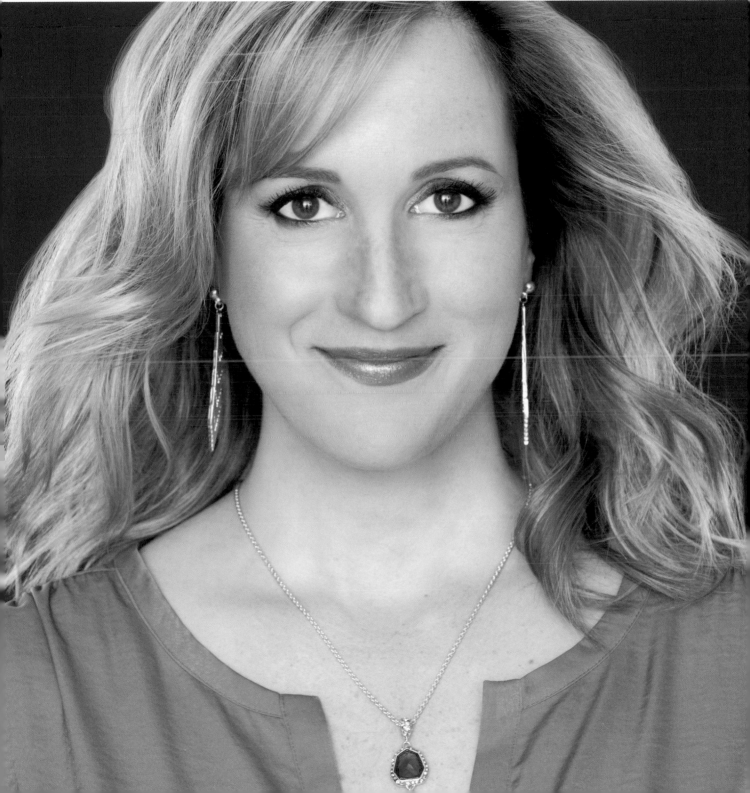

LOUISETTE DUSSAULT

RESPLENDISSANTE ET SANS COMPLEXE

« Être dans un état serein nous garde jeune, en bonne santé mentale… et la peau aussi ne s'en porte que mieux. **LOUISETTE** »

Quand l'idée m'est venue de présenter une femme mature dans toute sa féminité, j'ai tout de suite eu envie de contacter la comédienne Louisette Dussault. Je l'avais récemment vue comme invitée sur un plateau, et en plus de la trouver souriante, allumée et intelligente, j'ai encore une fois été frappé par sa beauté.

J'aime qu'elle assume ses charmants cheveux blancs, de la même façon qu'elle a toujours si bien assumé ses actes et ses paroles. Elle m'a d'ailleurs raconté sa surprise de constater un jour que sa tête changeait… Pendant cinq ans, Louisette s'était fait décolorer les cheveux pour son rôle de Marilyn dans l'émission du même nom. À la fin de la série, elle a voulu voir où en était sa propre couleur et a fait couper très court sa chevelure teinte. En observant pousser des mèches blanches, elle s'est aperçue que ça lui donnait une douceur nouvelle, qu'elle a accueillie avec joie.

Si elle-même ne fait que commencer à accepter qu'on la trouve belle, Louisette est bien consciente d'avoir depuis toujours un teint magnifique. Cette « peau qui retient l'eau », souple et lumineuse, est un cadeau génétique qu'elle tient de sa mère. Pour préserver cet héritage, Louisette répète matin et soir sa routine beauté qui enchaîne démaquillant, astringent et crème hydratante. Adepte du grand air et du jardinage, elle est aussi rigoureuse quand il est question de se protéger des rayons solaires, car elle a constaté que ses jolies taches de rousseur ont tendance à se transformer en taches brunes si elle n'assure pas à sa peau une protection adéquate.

Louisette est une femme d'action qui se donne à fond, dans sa vie professionnelle comme dans sa vie personnelle. Mère de jumelles, impliquée auprès de multiples causes, elle a cumulé au fil des ans une grande variété de rôles au théâtre, au cinéma et à la télé. À 70 ans passés, elle continue de nous régaler de sa présence sur scène, et fait toujours des tournées avec une troupe de théâtre, avec tout ce que ça implique de maquillage et de changements de costumes. Pour contrebalancer ces périodes d'excès, elle préfère s'habiller et se maquiller le plus simplement possible quand elle est à la maison. Je lui ai donc fait un maquillage assez doux, mais avec une touche de couleur éclatante, quand même… le rouge lui va si bien !

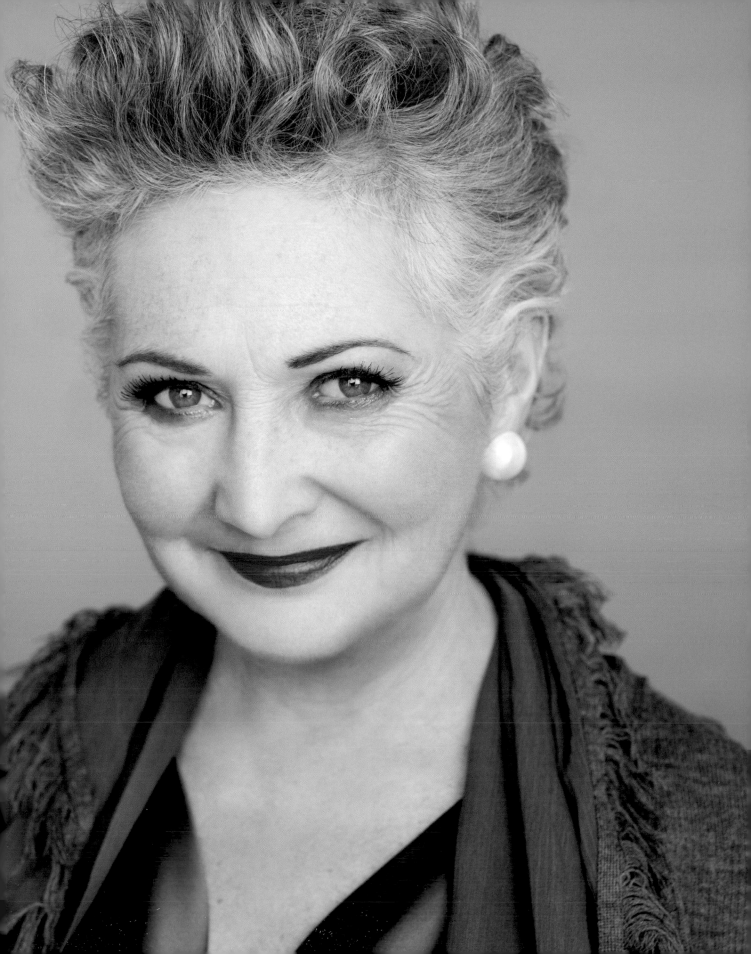

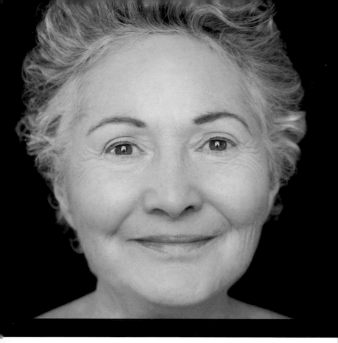

UN TEINT LUMINEUX

Je n'évalue pas les besoins d'un visage selon les rides qu'il présente, mais plutôt selon la qualité de la peau, son degré d'hydratation et sa texture. La peau de Louisette est en excellente santé, bons gènes et bonne routine aidant. Même dans ce cas, on adapte le maquillage en fonction des changements qui peuvent survenir au fil des ans. Il faut par exemple porter attention au choix du fond de teint, et éviter les produits épais qui s'étalent mal, puisqu'ils amplifient les rides, ridules et autres lignes d'expression. Je vais donc privilégier ici un produit léger et hydratant, qui glisse bien tout en étant assez pigmenté pour unifier le teint.

DES YEUX PÉTILLANTS

Les cheveux clairs de Louisette lui dessinent une auréole de lumière. Pour éviter que son visage ne paraisse fade par comparaison, j'ai opté pour un maquillage qui sera à la fois lumineux et structurant. Pour ce faire, je vais combiner des fards clairs et mats avec un fard plus foncé et brillant, en gardant toujours en tête que la brillance accentue la texture.

UNE BOUCHE ULTRA-FÉMININE

J'aurais pu, comme on a souvent tendance à le faire dans la vie comme à l'écran, catégoriser selon l'âge et donner à Louisette un rôle de grand-mère aux joues roses. Pourtant, ce n'est pas l'âge qui doit définir le style, mais plutôt la personnalité et le contexte dans lequel on évolue. Un rouge à lèvres vif, rouge cerise, fait ressortir la blancheur du teint et donne du volume à une bouche fine : pourquoi se cantonner à des couleurs pâlottes ?

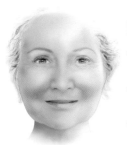

REPÈRES

- visage rond tirant sur le carré
- œil rond légèrement tombant
- chevelure argentée

PRODUITS UTILISÉS

TEINT : Crayon correcteur
Correcteur liquide
Fond de teint hydratant
Poudre translucide libre

EFFET CONTOUR : Modeleur
Fard à joues mat rose
Fard à joues illuminateur

YEUX : Crayon à sourcils gris brun
Fards à paupières :
gris acier irisé (1)
violet mat (2)
blanc cassé mat (3)
Faux-cils individuels et colle
Mascara très noir

BOUCHE : Bâton fixateur pour les lèvres
Crayon à lèvres rouge
Rouge à lèvres rouge (4)

OUTILS

Brosse à sourcils • Éponge de latex et pinceau à fond à teint • Houppettes à poudre libre • Pinceau biseauté à paupières • Pinceaux estompeurs à paupières • Pinceau applicateur • Pinceau à modeleur gros et biseauté • Pinceau à modeleur fin • Pinceau pour fard à joues • Pinceau à lèvres

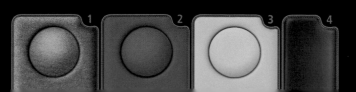

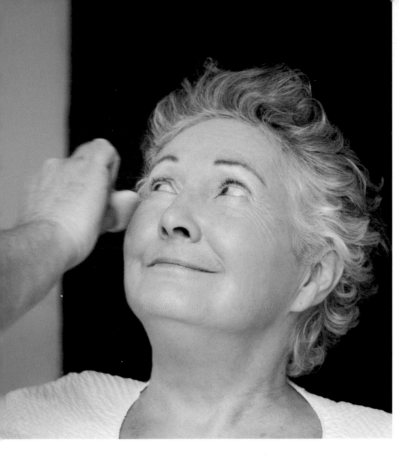

LE TEINT

Un teint léger, une peau qui respire : non, ce n'est pas utopiste d'espérer ce résultat d'un fond de teint. On associe souvent ce produit au souvenir de grands-mères d'antan, excessivement fardées, au teint terne et alourdi par ce qu'on appelait alors du *make-up.* Aujourd'hui, les produits et techniques d'application ont bien changé, le fond de teint se fait beaucoup plus naturel et subtil. Il faut aussi garder en tête qu'une peau mature a plus de plis d'expression, que ne fera pas disparaître le fond de teint : le rôle de celui-ci est plutôt d'unifier et d'illuminer. Empiler des épaisseurs de produits n'aiderait en rien, au contraire.

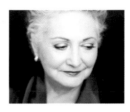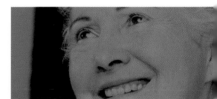

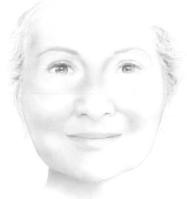

1 **Correcteur :** Comme la peau est plus fine et transparente autour des yeux, elle a tendance à être un peu rouge; on y applique au doigt un correcteur liquide, qu'on choisit très léger. Au besoin, on camoufle d'éventuelles taches pigmentaires avec un crayon correcteur, qui est plus pigmenté et a une meilleure tenue que le correcteur liquide ou le fond de teint.

2 **Fond de teint :** Pour obtenir un bon pouvoir couvrant avec un minimum de produit, on prend un fond de teint liquide léger, mais un ton plus foncé que la couleur de la peau. On peut ainsi en utiliser moins et se contenter d'une fine couche sur tout le visage, étalée au pinceau ou avec les doigts. On le choisit hydratant pour qu'il rehausse le teint, surtout si on a la peau sèche.

3 **Poudre translucide :** Appliquée à la houppette, une touche légère de poudre ultra-fine et translucide vient fixer le correcteur et le fond de teint sans créer un malheureux effet « plâtré ».

« L'application de la poudre libre est loin d'être superflue : au contraire, elle assure la bonne tenue du maquillage et évite de devoir multiplier les retouches. »

BRUNO

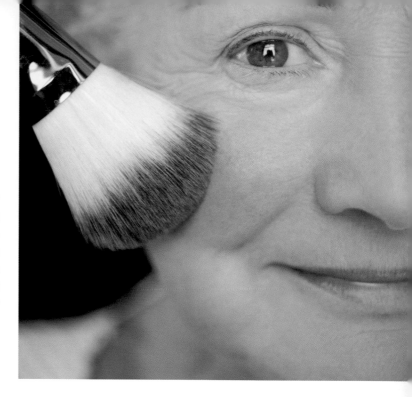

L'EFFET CONTOUR

Le modeleur est le produit parfait pour affiner la mâchoire et le cou. Appliqué sur la peau de chaque côté du menton, qui a souvent tendance à se relâcher avec les années, il donne l'illusion que cette partie du visage est en retrait. C'est l'outil le plus efficace pour altérer les traits ou effacer les signes du temps. Encore une fois, il faut éviter de pécher par excès : trop de poudre viendrait gâcher l'effet.

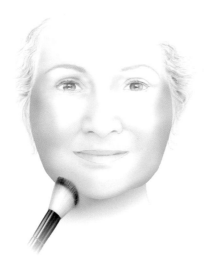

1 Modeleur : Avec un gros pinceau à modeleur à poils souples, on balaie les côtés du visage et le haut du cou avec une poudre contour un peu plus foncée que le teint naturel. On vient aussi travailler plus spécifiquement la section basse de la joue, près du menton.

2 Fard à joues : Un fard à joues d'un rose bien pigmenté égaie le teint et fait saillir davantage les pommettes. On l'applique sous l'os de la pommette, de l'avant vers l'arrière, avec un pinceau large.

3 Fard à joues illuminateur : Sur le dessus de la pommette, on peut venir chercher plus de lumière en appliquant au pinceau à modeleur fin une touche d'un rose clair légèrement irisé. On s'en abstient par contre si la peau est très ridée à cet endroit.

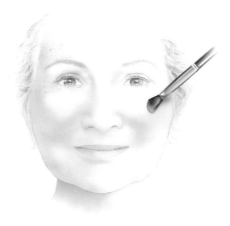

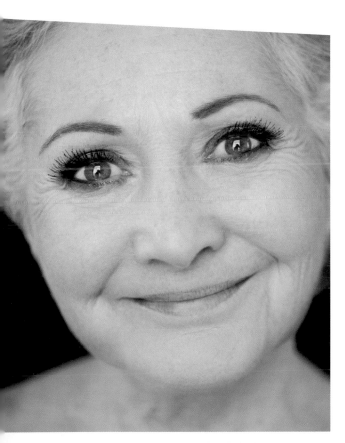

> « La maquilleuse qui a enseigné son art à Bruno, cette chère Dorilla, est aussi celle qui a conçu la bouille originale de la Souris verte !
>
> LOUISETTE »

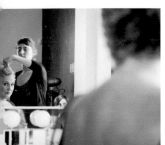
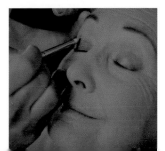

LES YEUX

Les paupières de Louisette sont légèrement tombantes, mais c'est plutôt dû à l'âge qu'à la forme naturelle de ses yeux. Question de revenir dans le temps, j'ai renforcé le sourcil : une ligne nette et bien structurée donne l'impression d'une paupière plus ferme. Pour la zone entre le sourcil et la paupière mobile, je reste loin des fards brillants : ils risquent d'alourdir et de trop texturer. Sur la paupière mobile, par contre, un fard foncé brillant peut être très avantageux étant donné qu'il structure et donne de la lumière en même temps.

1 **Crayon à sourcils** : Une fois les sourcils brossés, on utilise un crayon gris-brun léger pour les accentuer sur toute leur longueur.

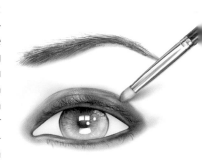

2 **Fard gris acier irisé** : Avec un pinceau biseauté, on glisse un trait de fard gris acier le long des cils du haut et du bas. Ensuite, avec un estompeur *smudge*, on étend les pigments sur toute la paupière mobile et on brouille un peu la ligne sous l'œil.

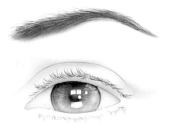

3 **Fard violet mat** : Avec un deuxième pinceau estompeur fin, on vient placer un peu de fard violet dans le creux de l'œil, surtout près du coin extérieur, et on le dégrade légèrement vers le haut.

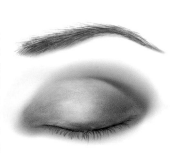

4 **Fard blanc cassé mat** : Dans l'espace entre le sourcil et le fard violet, on applique au pinceau plat un fard bien mat de couleur claire, qui illumine le regard.

5 **Faux-cils** : Quelques faux-cils individuels, qu'on pose près des coins externes, agrandissent les yeux et font ressortir leur côté enjôleur. Il suffit d'une goutte de colle par cil, qu'on positionne avec une pince à épiler.

6 **Mascara** : On applique un mascara très noir, autant sur les vrais cils que sur les faux. On passe d'abord avec une brosse définissante, puis une brosse volumisante.

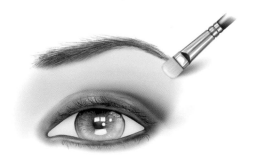

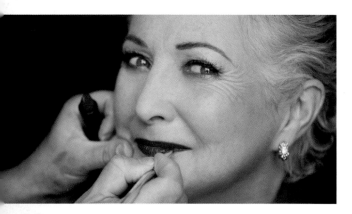

« Pour tracer un contour symétrique, on part du centre et on y va un petit segment à la fois, d'un côté puis de l'autre. **»**
BRUNO

LA BOUCHE

J'aurais pu assortir à ce maquillage un rouge à lèvres discret, mais j'avais envie de vous montrer comme Louisette est belle en rouge. Osez le rouge éclatant, surtout avec des cheveux blancs et un teint clair, on vous en complimentera! Combinez bonne teinte et application sans bavure, et le rouge donne de l'éclat même au maquillage le plus neutre. L'astuce qui fait la différence : avant de tracer le contour de la bouche, on utilise un fixateur qui garde le rouge à lèvres bien en place. Je n'ai pas utilisé de brillant à lèvres, pour deux raisons : d'abord, il fait filer plus facilement le rouge à lèvres et puis, à mon goût, il peut donner un effet criard, voire vulgaire, quand on le superpose à un rouge à lèvres aussi fort.

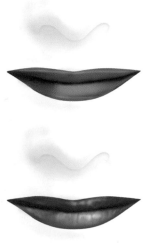

1 **Bâton fixateur** : Tout le tour de la bouche, on utilise un bâton fixateur cireux pour combler les fines ridules. On trace près des lèvres : le crayon pourra ensuite être appliqué par-dessus.

2 **Crayon à lèvres** : Quand on utilise un rouge à lèvres très pigmenté, mieux vaut prendre un crayon d'une couleur identique. Afin d'agrandir la bouche et de la rendre plus symétrique, on trace un peu à l'extérieur des lèvres, puis on les remplit.

3 **Rouge à lèvres** : On couvre la zone colorée par le crayon avec un rouge crémeux, qui hydrate bien et laisse un effet satiné sur la bouche. La nuance exacte devrait être assortie au teint, aux vêtements, aux cheveux... Au choix! On l'applique au pinceau pour un fini sublime, et on garde le tube tout près pour les retouches.

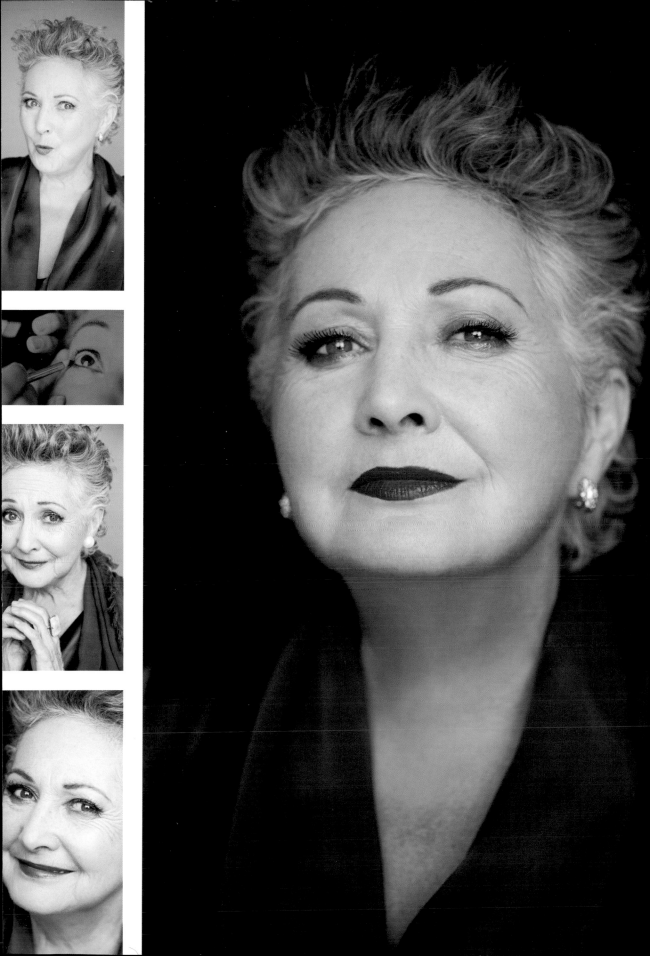

SONIA BENEZRA
FEMME FATALE EXTRAORDINAIRE

« Bruno, je l'aime pour ses deux talents exceptionnels : me faire belle, et… me faire rire ! Toutes ces fois où il a fait mine de retrouver ses pinceaux dans mes cheveux bouffants… j'en ris encore !
SONIA »

Les premières fois où je l'ai vue mener des entrevues au canal *MusiquePlus,* j'ai tout de suite été frappé par l'audace et le charisme de Sonia, petit bout de femme qui ne s'en laissait pas imposer par des stars comme Paul McCartney ou Madonna. Peu après, je devenais son maquilleur attitré pour son émission à TQS, une collaboration quotidienne qui a duré presque quatre ans ! Quatre années hyper créatives, pendant lesquelles Sonia m'a permis de créer pour elle des maquillages variés, me donnant la chance de me renouveler constamment.

Toujours prête à essayer de nouveaux produits ou à expérimenter les plus récentes tendances, Sonia ose, tout en ayant des goûts bien arrêtés. Si elle ne se met pas de barrières, je crois que c'est justement parce qu'elle sait ce qu'elle aime et ce qui lui déplaît, en plus de très bien connaître son visage. Au fil des années, elle s'est défini de cette façon un style bien à elle, sans se laisser dicter ses goûts par la mode du moment : elle a de quoi en être fière. Le soin qu'elle apporte à son image, tout comme l'authenticité qu'elle dégage, en fait selon moi un bel exemple pour les femmes.

Quand je lui ai parlé de mon projet de livre, elle a tout de suite accepté d'y participer, mais en y mettant une condition : pour elle, impensable de sortir de la maison sans une touche de maquillage, ce serait comme se promener nue. Elle m'a donc proposé d'arriver avec son « strict minimum » déjà appliqué, et de me laisser le champ libre pour la suite. Je n'ai pas été particulièrement étonné par cette demande, puisqu'on avait déjà travaillé de cette façon par le passé. En fait, je crois que beaucoup des lectrices de ce livre se reconnaîtront dans ce choix de Sonia – et je tenais à leur dire que je respecte ce besoin.

Pour moi, le maquillage doit avant tout contribuer à donner de l'assurance à la personne qui le porte. Si le crayon pour les yeux et le mascara (voire les faux-cils !) font aussi partie de vos incontournables, ne vous obligez pas à y renoncer : il peut suffire de modifier la zone d'application et la couleur du fard à paupières, ou encore la teinte du rouge à lèvres, pour varier votre style. Permettez-vous d'essayer de nouvelles choses, mais faites-vous avant tout confiance !

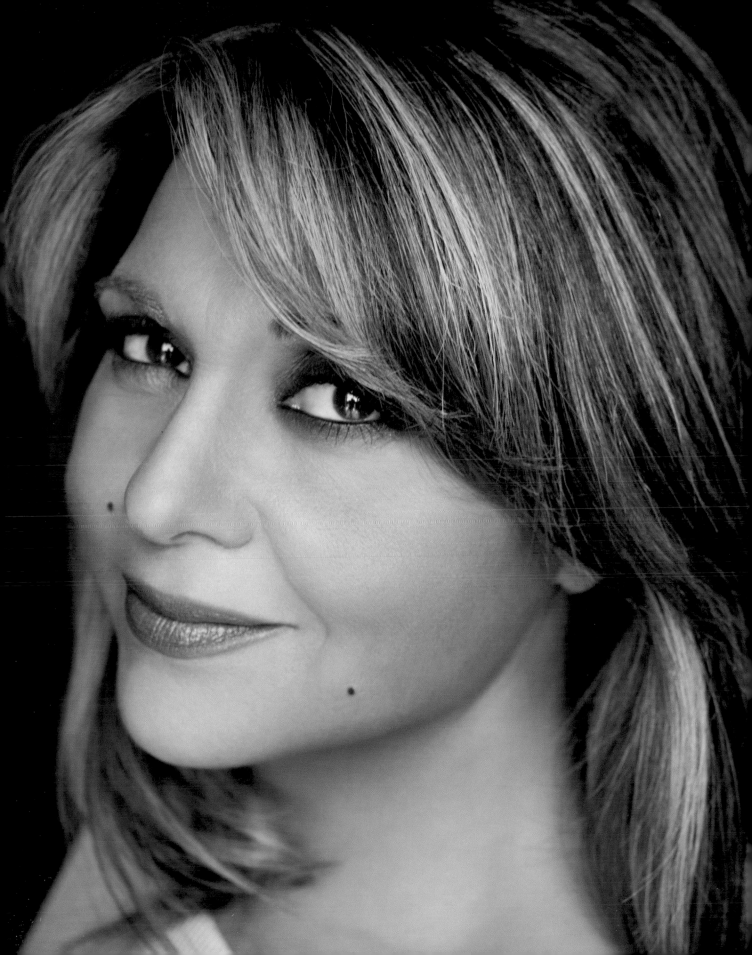

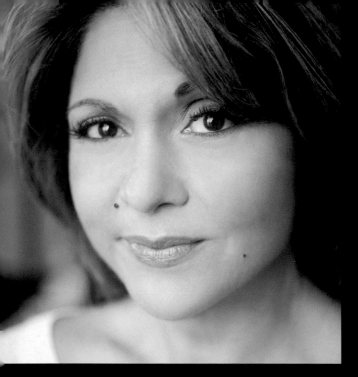

ADOUCIR ET SOULIGNER LES TRAITS

Sonia a un visage qui se situe entre le rond et le carré : cette forme est liée à sa structure osseuse, et ne changera pas malgré sa récente perte de poids. Pour creuser ses joues, souligner ses pommettes, je mets donc le modeleur à profit. Je suis plus prudent avec l'illuminateur, dont une touche fera ressortir la chaleur de son teint basané, mais dont un excès créerait un volume non désiré.

ORNER DE GRANDS YEUX NOIRS

On n'échappe pas au regard franc et séduisant de Sonia. Ses yeux bruns aux magnifiques reflets dorés me donnent amplement le choix des couleurs de fards. J'ai travaillé avec des couleurs brillantes, lumineuses, qui viennent contraster et rehausser l'intensité sombre de ses yeux. Vu l'abondance de cils qui bordent ses paupières (et le crayon déjà appliqué), j'aurais pu ne pas utiliser de mascara – mais Sonia aime tirer le maximum de son regard et le magnifier, j'ai donc sorti tout mon arsenal pour femme fatale.

ROSIR DE PLAISIR UN DOUX SOURIRE

Pour les lèvres, j'ai opté pour un rose léger, brillant mais discret, adapté à tous les contextes. Un rouge à lèvres très pigmenté, par exemple fuchsia ou framboise, conviendrait aussi si le *look* était destiné à briller dans une soirée ou un événement spécial, mais cette combinaison yeux foncés/lèvres claires va en plus contribuer à affiner le bas du visage en donnant plus d'importance à la zone des yeux.

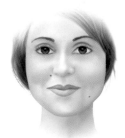

REPÈRES

- visage entre le carré et le rond
- grands yeux tirant sur le rond
- bouche pulpeuse

PRODUITS UTILISÉS

TEINT : Correcteur liquide ou en crayon
Fond de teint crémeux
Poudre translucide ultra-mate

YEUX : Mascara à sourcils brun clair
Fards à paupières
  gris acier irisé (1)
  violet satiné (2)
  rose clair satiné (3)
Faux-cils
Mascara très noir
Crayon noir pour les yeux

EFFET CONTOUR : Modeleur brun
Fard à joues mat
Fard à joues illuminateur

BOUCHE : Crayon à lèvres rose
Rouge à lèvres rose satiné (4)

OUTILS

Éponge de latex et pinceau à fond à teint • Houppette à poudre libre • Pinceau traceur biseauté • Pinceaux estompeurs • Pinceau applicateur • Recourbe-cils • Pinceaux à modeleurs • Pinceau pour fard à joues • Pinceau à lèvres

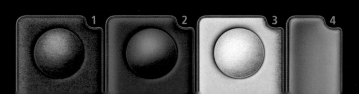

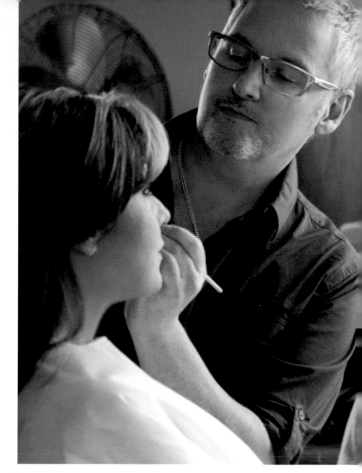

LE TEINT

Comme Sonia est habituée à être sous l'œil scrutateur de la caméra, elle tient au fini sans faille que procure l'alliance correcteur, fond de teint et poudre fixante. Avec la peau épaisse et très lisse que la nature lui a donnée, les produits glissent facilement et ne trouvent aucun pli à creuser, elle peut donc les utiliser sans crainte sur toute la surface de son visage. Pour maximiser le résultat et éviter que sa peau ne luise, elle applique un fond de teint sans huile et une poudre ultra-matifiante, et ne sort jamais sans sa poudre compacte, prête pour la retouche.

1   **Correcteur** : Pour camoufler de légers cernes, on utilise un correcteur liquide qui reflète la lumière de façon diffuse et n'ajoute pas trop de texture autour des yeux. En cas d'imperfections cutanées, on préfère le crayon, plus précis et de meilleure tenue.

2   **Fond de teint** : On choisit un fond de teint crémeux, au fini poudreux, qui offre un bon pouvoir couvrant et prodigue un teint de velours. La teinte doit être bien assortie à celle de la peau, et la quantité appliquée minimale : on en étend une fine couche au pinceau sur tout le visage, pour unifier sans créer un masque.

3   **Poudre translucide** : On matifie le visage, particulièrement la zone T et le menton, avec une poudre libre translucide et ultra-fine appliquée à la houppette.

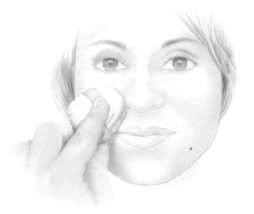

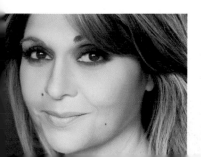

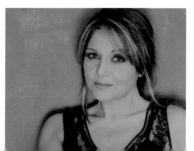

LES YEUX

Quand Sonia est arrivée le matin de la séance photo, ses yeux arboraient déjà leur incontournable trait de crayon noir, ainsi qu'une (ou deux… ou trois…) couche de mascara. Qu'à cela ne tienne, cette base me laissait encore toute la latitude du monde en termes de couleurs de fards. Pour allumer son œil, j'ai d'abord choisi un gris acier irisé, appliqué tant sur sa paupière mobile que sur sa vaste paupière inférieure. Question de ne pas exagérer la rondeur de son œil, j'ai gardé ce pigment foncé près de la base des cils inférieurs, et l'ai étiré vers la tempe.

Le fard violet brillant appliqué par-dessus accentue les reflets dorés de ses yeux bruns. En le faisant dépasser légèrement dans le creux, je crée un superbe halo qui illumine l'œil. Je compte sur le crayon noir pour ajouter de la définition, tout en allongeant l'œil et en lui conférant ce regard mystérieux et séduisant qu'on lui connaît.

1 **Mascara à sourcils** : On définit les sourcils, très fournis et bien structurés, avec un gel coloré qu'on brosse sur les poils avec l'applicateur, aussi facile à manier que celui d'un mascara pour les cils.

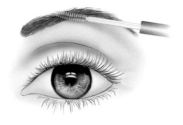

2 **Fard gris acier irisé** : On l'étend d'abord à la base des cils inférieurs et supérieurs avec un pinceau traceur biseauté, puis on l'étend sur toute la paupière mobile, jusqu'au creux, avec un estompeur *smudge*. Avec ce même pinceau, on revient ensuite sous l'œil étirer un peu de pigment vers la tempe.

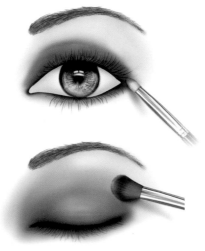

3 **Fard violet satiné** : Avec un pinceau estompeur plus touffu, on balaie le pigment violet dans le creux et sous l'arcade. Un voile léger superposé au fard gris acier, sur et sous l'œil, viendra lui donner plus de reflets, sans en atténuer l'impact.

4 **Fard rose clair satiné** : Au pinceau applicateur, on dépose sous le sourcil un rose tirant sur le mauve, satiné sans être trop brillant. On dégrade délicatement le pigment, du sourcil au fard violet. Pour allonger la zone de l'œil, on étire un peu de fard vers la tempe en suivant la courbe du sourcil, sans descendre plus bas que la commissure des paupières.

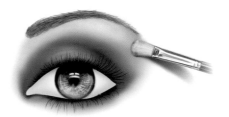

5 **Recourbe-cils et faux-cils** : On accentue la courbure des cils supérieurs en les pinçant quelques secondes dans un recourbe-cils. La frange peut être épaissie avec une bande de faux-cils, qu'on colle aussi près que possible de la pilosité naturelle.

6 **Mascara très noir** : On applique plusieurs couches d'un mascara très noir pour envelopper chaque cil à la perfection. Entre chaque couche, on passe un coup de brosse sèche pour bien séparer.

7 **Crayon pour les yeux** : Si le crayon n'est pas déjà appliqué, on en glisse un trait à l'intérieur de l'œil. Si on a opté pour les faux-cils en bande, on vient aussi porter un trait noir sur la paupière supérieure, de façon à bien camoufler la base du postiche.

« Appliquer le crayon pour les yeux est devenu une telle habitude que Sonia peut le faire d'un geste, sans miroir. Une vraie pro ! BRUNO »

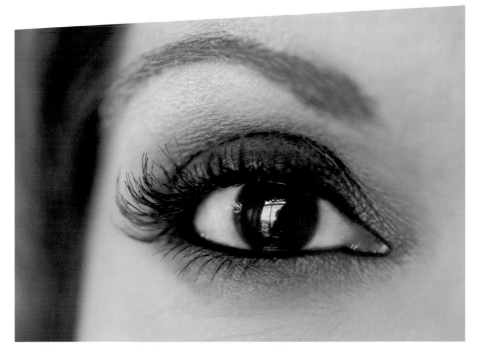

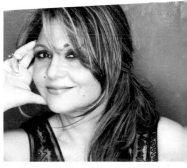

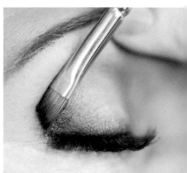

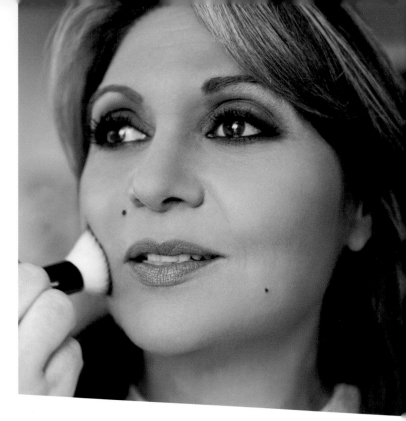

L'EFFET CONTOUR

Sonia est une inconditionnelle du modeleur. Son expérience télévisuelle lui a appris que, même avec une structure faciale bien dessinée comme la sienne, il faut parfois exagérer certains traits pour les rendre visibles. Elle aime par exemple que ses pommettes soient bien soulignées, et ses joues légèrement creusées, ce qui sculpte son visage, particulièrement à l'écran.

Si j'ai matifié plus tôt son teint, je tiens quand même à préserver certains points de lumières qui se dessinent naturellement sur son visage expressif, surtout au niveau des pommettes. Une touche d'illuminateur à cet endroit, c'est le secret pour mettre totalement en valeur les grands yeux de Sonia – mais une touche seulement, sinon on risque de saboter le travail affinant du modeleur.

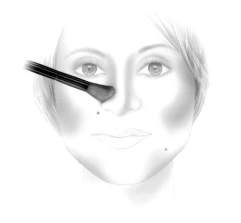

1 Modeleur : À partir de la tempe, on glisse un gros pinceau à modeleur jusqu'au-devant de la joue, en restant sous le tracé de la pommette et en évitant de déposer du modeleur au niveau du pli naso-labial.

On peut aussi affiner légèrement les ailes du nez avec un pinceau à modeleur plus petit.

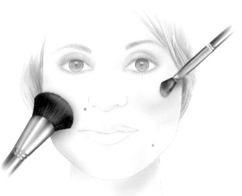

2 Fards à joues mat et illuminateur : Avec un gros pinceau souple, on colore la pommette de rose mat, en ciblant la zone bombée lorsqu'on sourit.

Avec un pinceau à modeleur fin, on effleure de fard illuminateur rose ou doré le dessus des pommettes, vis-à-vis des yeux.

LA BOUCHE

Pendant ses premières années à la télé, Sonia nous avait habitués à un rouge à lèvres foncé et très mat, qui faisait d'autant plus ressortir sa bouche expressive et charnue. Si cette habitude a changé, celle de tracer le contour de ses lèvres avec soin et exactitude est restée : je l'ai dit dans un autre chapitre, les bavures de rouge foncé ne pardonnent pas, et elle l'a bien assimilé.

Même avec les rouges plus clairs qu'elle préfère aujourd'hui, l'utilisation du crayon contour demeure une bonne habitude, qui maintient le rouge à lèvres bien en place et accentue le relief de la bouche. Pour ce *look,* j'ai choisi un crayon un ton plus foncé que le rouge à lèvres, ce qui rehausse encore plus le volume. J'ai pris grand soin de bien assortir mes couleurs : le contour ne doit pas être trop contrastant pour que l'effet soit réussi.

« Un rose délicat et brillant s'agence bien au teint et laisse l'avant-plan aux yeux charbonneux. BRUNO »

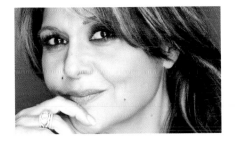
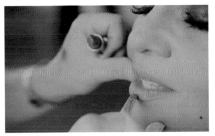
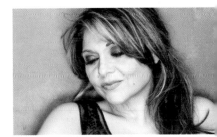

1 **Crayon à lèvres** : Avec un crayon rose à peine plus foncé que la couleur des lèvres, on trace d'abord les deux pointes supérieures, puis on souligne le centre de la lèvre inférieure, et finalement on rejoint les commissures à petits traits, en débordant légèrement du contour naturel.

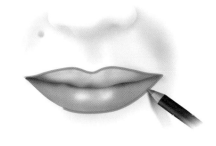

2 **Rouge à lèvres** : On applique une fine couche d'un rose délicat et satiné sur toute la bouche avec un pinceau. Sa brillance permet d'escamoter l'étape du brillant à lèvres, dont on pourrait quand même appliquer une couche afin d'aller chercher encore plus de volume.

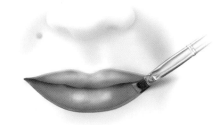

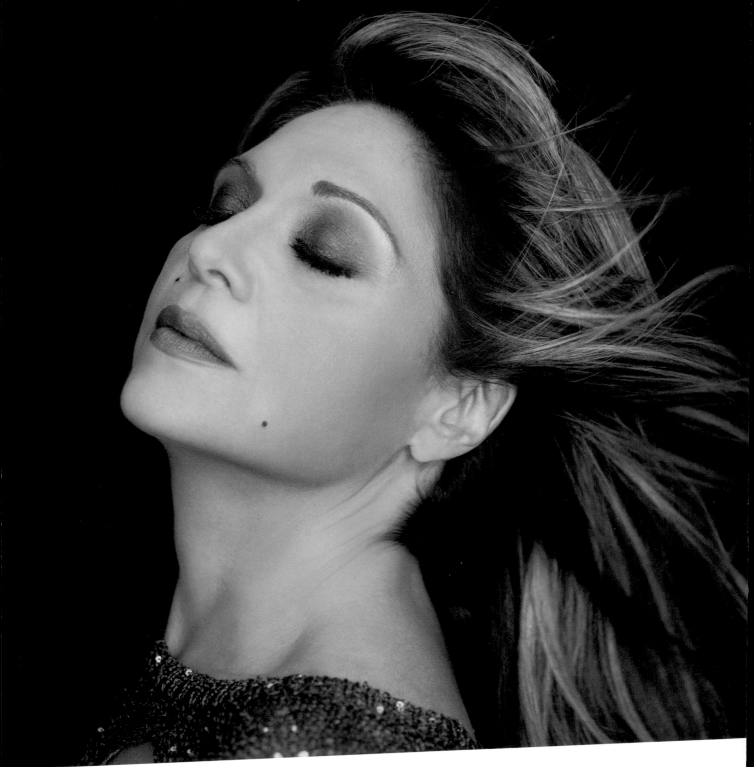

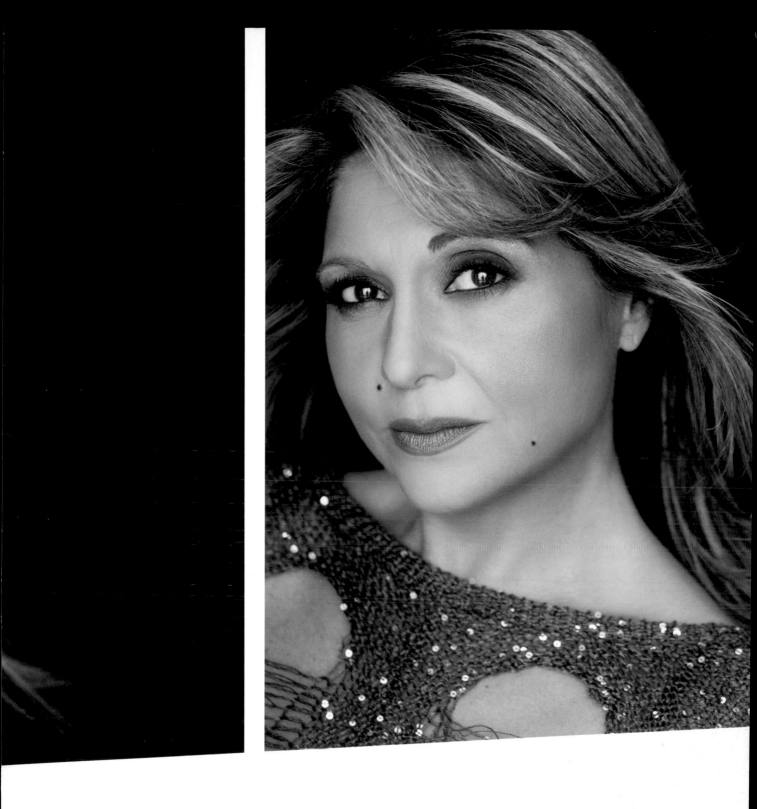

« L'intelligence remarquable de Sonia
lui permet d'accomplir son travail
en y mettant une rare intensité. »

BRUNO

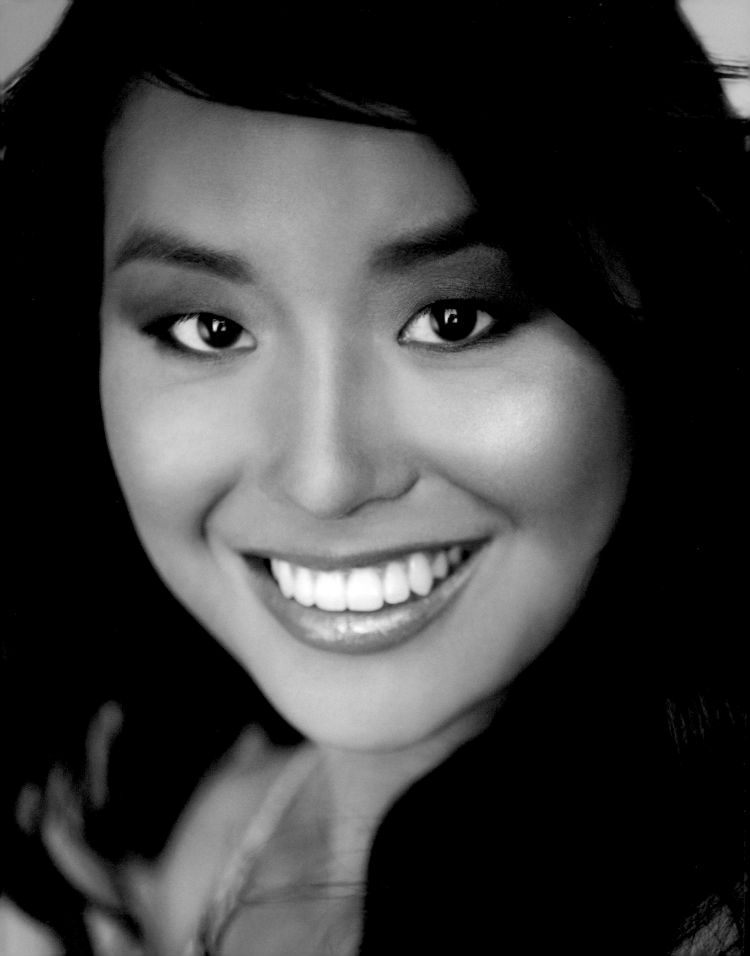

ROSALEE JACQUES
SPONTANÉE, FOUGUEUSE ET CURIEUSE DE TOUT

« Passer dans la cour des adultes m'a fait prendre conscience de ma féminité. J'ai commencé à me servir du maquillage pour maximiser tous les aspects de mon visage. ROSALEE »

Je connaissais Rosalee Jacques pour l'avoir vue jouer la petite Mao dans *Les Bougons,* mais depuis je l'ai aussi vu devenir une jeune femme à travers ses autres rôles dans plusieurs séries télévisées.

Rosalee est bien dans sa peau, et c'est ce qui est ressorti tout de suite de notre première conversation. Née en Chine et adoptée par une famille québécoise, elle m'a rapidement expliqué que, pour elle, la différence, c'est quelque chose de positif, dont elle aime par exemple faire profiter ses amies, avec qui elle échange des conseils de maquillage.

À son avis, la beauté n'a pas d'âge et ne devrait surtout pas être un idéal inaccessible. Très jeune, elle a commencé à voir sa mère comme un modèle qui lui a donné envie de se pomponner, mais c'est plus récemment, au moment de *passer dans la cour des adultes* comme elle le dit, qu'elle s'est mise à vraiment s'intéresser au maquillage.

Ce fut le début d'une métamorphose, qui a mené à l'éclosion d'une adulte unique et resplendissante. Rosalee a même appris à se prêter au jeu de la caméra et aime participer à des séances de photographie. Pour elle, c'est un privilège d'avoir toute cette attention.

Rosalee est très touchée de recevoir les compliments du public et qu'on lui dise qu'elle est une inspiration pour les filles de son âge. De son côté, ce sont avant tout les femmes souriantes et dont le regard la rejoint qui l'inspirent. Chaque fois qu'elle travaille sur un plateau, elle aime aussi apprendre des maquilleurs : elle m'a confié que ça l'a beaucoup aidée à mieux connaître ses propres traits.

J'ai réalisé pour elle un maquillage qui donne un peu plus de maturité à son visage, mais sans dérober au regard toute la luminosité de sa beauté juvénile : transparence et brillance sont donc au rendez-vous.

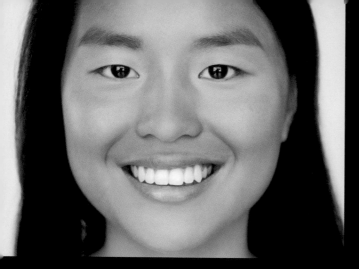

DONNER PLUS DE DÉFINITION AUX YEUX ET AUX SOURCILS

Les yeux de Rosalee sont bridés, en forme d'amande. Ses paupières supérieures semblent infinies tant leur surface est large et pleine de possibilités, mais elles sont peu définies. Ses sourcils sont fournis et leurs poils plutôt raides suivent différentes directions de pousse; on peut choisir de les laisser complètement naturels ou, comme je l'ai fait, les épiler légèrement.

LAISSER RAYONNER LA JEUNESSE DE SON VISAGE

Le visage de Rosalee présente un contour rond et peu de relief. C'est en partie lié à ses origines asiatiques, ainsi qu'au fait que son visage porte encore des traces de l'enfance, qui n'est pas si loin derrière. Son nez gagne à être affiné avec du modeleur, de même que les côtés de son visage, mais j'utiliserai modeleur et illuminateur avec modération, tout comme le correcteur et le fond de teint : ce serait dommage d'éteindre l'éclat de jeunesse qui fait rayonner son visage.

JOUER LA SENSUALITÉ NATURELLE DE LA BOUCHE

Rosalee a une bouche pulpeuse splendide... pas besoin de beaucoup d'artifices pour la mettre en valeur! Un peu de brillant à lèvre nacré aurait pu suffire à l'effet recherché, mais sans crayon ni rouge à lèvres pour le faire tenir, il faut se préparer à des retouches fréquentes. J'ai donc préféré utiliser le trio complet, dans des couleurs douces et plutôt transparentes dont l'effet reste délicat.

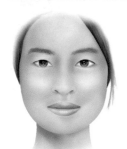

REPÈRES

- visage rond
- yeux bridés
- bouche pulpeuse
- peau jeune et lumineuse

PRODUITS UTILISÉS

TEINT : Crème hydratante
Correcteur
Crème teintée
Poudre matifiante

YEUX : Crayon à sourcils brun
Fards à paupières :
    brun foncé (1)
    bronze orangé (2)
    beige clair (3)
Mascara très noir

EFFET CONTOUR : Modeleur brun
Illuminateur beige mat
Fard à joues rose

BOUCHE : Crayon à lèvres rosé lustré
Rouge à lèvres assorti au crayon (6)
Brillant à lèvres

TRANSFORMATION : **Crayon pour les yeux violet**
Fards à paupières :
    violet (4)
    rose vif (5)
Faux-cils individuels
Fard à joues métallisé rosé
Brillant à lèvres
    rose vif (7)

OUTILS

Brosse à sourcils • Pinceau à fond de teint et/ou éponge de latex • Houppettes • Pinceau traceur • Pinceaux estompeurs • Pinceaux à modeleur • Pinceau pour fard à joues • Pinceau à lèvres • Recourbe-cils

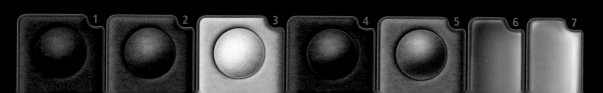

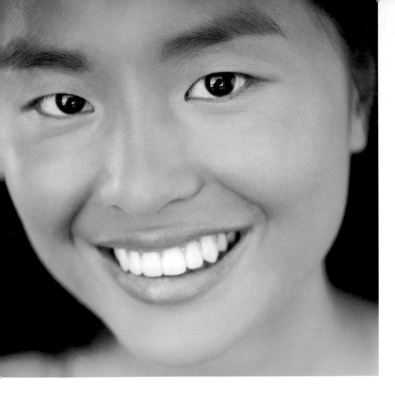

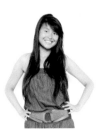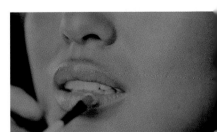

LE TEINT

Avec l'application du correcteur combiné à une crème teintée, je me concentre sur l'unification du teint, sans toutefois recouvrir entièrement sa peau de produits. J'ai préféré y aller par touches discrètes et laisser libre le centre de son visage : il est très important que le maquillage reste léger pour que sa peau conserve la lumière de sa jeunesse.

« Attention aux démarcations au niveau du cou ou de l'oreille : estompez toujours les contours. »

BRUNO

1 **Crème hydratante** : Une peau en santé brille d'elle-même. Inutile d'utiliser un illuminateur dans le cas de Rosalee, la crème de jour qu'elle applique quotidiennement pour hydrater sa peau lui assure déjà un teint radieux !

2 **Correcteur** : Avec un correcteur doré, assorti à la carnation naturelle et au fond de teint, on cache les petites rougeurs, et on uniformise le contour de l'œil, en incluant les paupières. On l'applique en tapotant avec les doigts et on estompe les contours pour éviter de créer des plaques.

3 **Crème teintée** : On parfait le teint avec une crème teintée légèrement dorée qui unifie sans masquer. Sur le contour du visage, on la balaie avec le pinceau ou les doigts. On peut utiliser un pinceau plus fin pour aller porter la couleur aux coins des narines, tandis que l'éponge de latex servira surtout au niveau du front et du menton. Quels que soient les outils utilisés pour l'application, allez-y par petites touches, en tirant légèrement la peau vers le haut et l'extérieur.

4 **Poudre matifiante** : À l'aide d'une houppette très légèrement garnie de poudre, on matifie le visage, particulièrement la zone T, en tapotant légèrement toute sa surface.

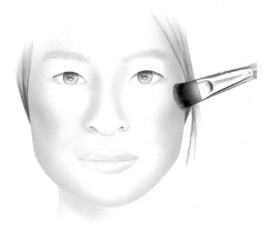

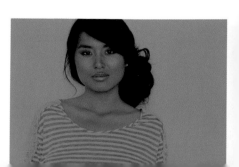

« Choisissez le bon moment pour entretenir vos sourcils : n'entamez pas une épilation laborieuse juste avant le maquillage des paupières.

BRUNO »

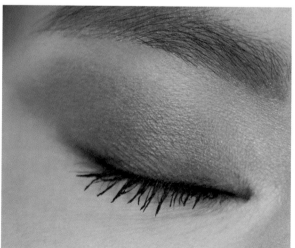

LES YEUX

Les yeux et les sourcils de Rosalee offrent toutes sortes de possibilités, à cause de leur forme et de l'étendue de la paupière supérieure. J'ai opté pour un maquillage qui met particulièrement en valeur la beauté de ses yeux en amande, leur ajoutant un peu de profondeur, tout en amenant une plus grande définition à ses sourcils. L'ombre foncée utilisée le long des cils donne un effet plus doux qu'un contour au crayon, en plus de remplacer le mascara sur les cils inférieurs.

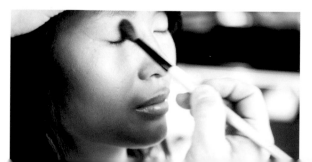

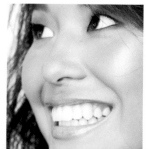

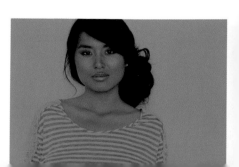

1 **Crayon à sourcils** : Une fois le sourcil brossé et épilé, on colore sa ligne avec un crayon brun moyen. On dessine un trait un peu plus défini vers le centre de la ligne, et plus estompé près des bords.

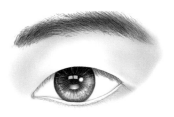

2 **Fard brun foncé** : Le long des cils du haut et du bas, on trace une fine ligne d'un brun presque noir avec un pinceau traceur. En partant du coin interne, on esquisse vers l'extérieur un trait de plus en plus épais.

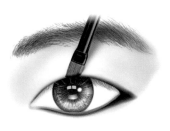
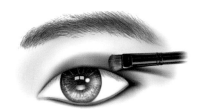

Sur la partie médiane de la paupière supérieure, on étire ensuite le pigment vers le haut à l'aide d'un estompeur, pour venir couvrir en dégradé toute la zone couvrant le globe oculaire.

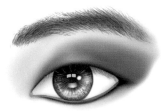
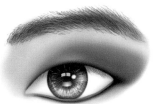

3 **Fard bronze orangé** : Au pinceau estompeur, on applique une couleur moyenne dans la zone médiane de la paupière, juste au-dessus du fard brun foncé, afin de dessiner un creux autrement inexistant. On utilise ici une teinte de bronze tirant sur l'orangé, qu'on estompe vers le haut et vers l'extérieur sur l'arcade supérieure, presque jusqu'au sourcil.

4 **Fard beige clair** : Juste sous le sourcil, à partir du centre, on place au pinceau applicateur un fard clair et brillant, qu'on étire ensuite en pointe vers la tempe. Un rose pâle aurait juré avec le teint de Rosalee, on est donc plutôt allé vers un beige tirant sur le jaune.

5 **Recourbe-cils et mascara** : Après un petit coup de recourbe-cils pour ouvrir le regard, on vient travailler les cils supérieurs avec un mascara très noir. On commence avec une brosse fine et courte, qui fera un meilleur travail de définition, puis on repasse avec une plus grosse brosse, pour un maximum de volume.

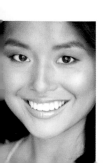

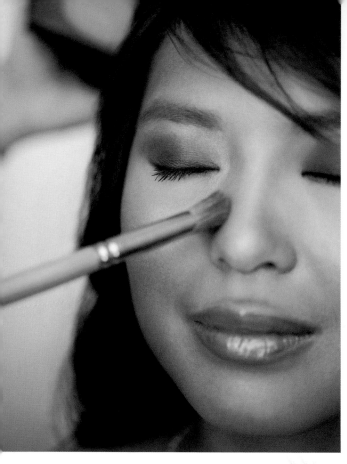

L'EFFET CONTOUR

L'effet contour servira très bien le visage de Rosalee, affinant sa forme arrondie et accentuant son relief. L'ombre apportée par le modeleur vient sculpter la mâchoire et le nez, tandis que l'illuminateur éclaire le centre du visage, y attirant le regard.

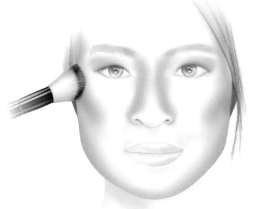

1   **Modeleur brun** : Avec un brun mat, légèrement plus foncé que le teint, on colore au moyen d'un pinceau à modeleur les ailes du nez, en descendant du coin interne des sourcils jusqu'aux narines.

Pour creuser l'arrondi du visage, la même technique s'utilise sur ses côtés, de la tempe au menton, en balayant tantôt verticalement, tantôt vers l'extérieur avec un pinceau modeleur un peu plus gros.

Pour faire saillir les pommettes et affiner davantage le visage, insistez un peu plus sous l'os de la pommette avec le modeleur ou un fard à joues mat, toujours en estompant vers l'extérieur et vers le haut.

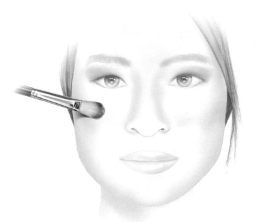

2   **Illuminateur** : Avec un pinceau pour illuminateur, on vient porter une lumière sur l'arête du nez, en balayant un illuminateur beige mat du haut des sourcils jusqu'au bulbe.

Le dessus des pommettes, le menton et la zone du front au-dessus des sourcils peuvent aussi être éclaircis de cette façon au pinceau, ou balayés d'une poudre irisée rosée pour un style plus *glam*.

LA BOUCHE

La bouche de Rosalee est déjà charnue et bien ourlée, donc nul besoin de la définir ou de la colorer exagérément. Ici encore, les mots d'ordre sont brillance et transparence.

1   **Crayon à lèvres** : On ne s'en sert pas pour agrandir la bouche, mais simplement pour unifier le contour. Le tracé se fait donc à l'intérieur de la ligne naturelle, avec un crayon lustré, peu opaque.

2   **Rouge à lèvres** : Pour plus de relief, on peut aller placer au pinceau, au centre de la lèvre inférieure, une touche d'un rouge à lèvres semblable au crayon utilisé. Si on dispose de peu de temps, on peut aussi passer directement au brillant à lèvres.

3   **Brillant à lèvres** : On applique une petite quantité de brillant à lèvres sur toute la bouche. Selon l'applicateur inclus, il est souvent préférable d'utiliser son propre pinceau à lèvres, qui rend plus faciles le dosage et l'application. Pour éviter les gâchis, plutôt que de le plonger directement dans le contenant, on récupère une petite quantité de produit sur l'applicateur.

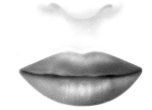

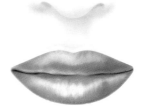

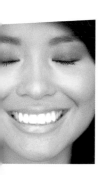

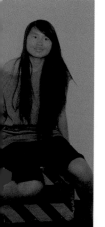

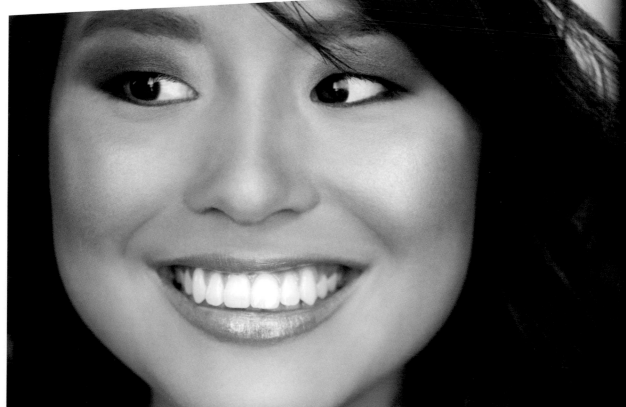

TRANSFORMATION :
DES YEUX QUI BRILLENT SOUS LES ÉTOILES

L'intensité de la transformation dépend toujours du temps qu'on a pour l'effectuer. Dans le cas de Rosalee, je veux simplement amener un effet un peu plus *glam* en intensifiant les couleurs déjà utilisées et en ajoutant de la brillance. Lorsqu'on fait passer un maquillage du jour au soir, il faut tenir compte aussi des changements qu'on peut apporter aux cheveux, aux vêtements ainsi qu'aux accessoires. Le secret reste dans l'équilibre de tous ces éléments.

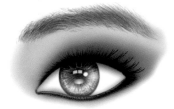

1 **Crayon pour les yeux violet** : On souligne tout le tour de l'œil d'un trait épais de crayon violet, à l'intérieur et à l'extérieur de la ligne des cils.

2 **Fards violet et rose vif** : Pour un effet plus coloré, on superpose du violet brillant sur le fard brun. Au niveau de la zone médiane, par dessus l'orangé, on ajoute un fard rose vif, puis on brouille à l'estompeur la démarcation entre le rose et le violet.

3 **Faux-cils et mascara** : Pour chaque œil, cinq ou six cils postiches, bien recouverts de mascara très noir, confèrent un maximum d'intensité au regard.

4 **Fard à joues** : Au niveau des pommettes, on appose une touche de fard métallisé rosé pour que la peau réfléchisse bien les lumières artificielles du soir.

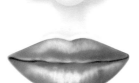

5 **Brillant à lèvres** : On rend la bouche vive et éclatante en la recouvrant au pinceau d'un brillant plus pigmenté, rose vif. Et voilà, le tour est joué !

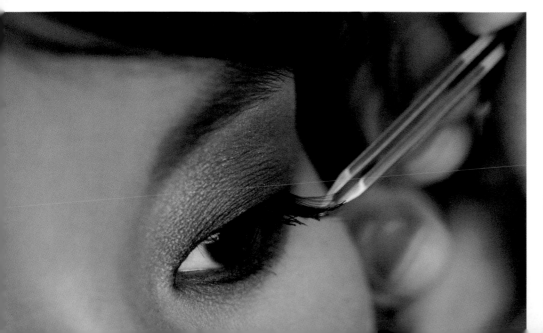

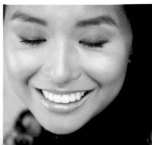

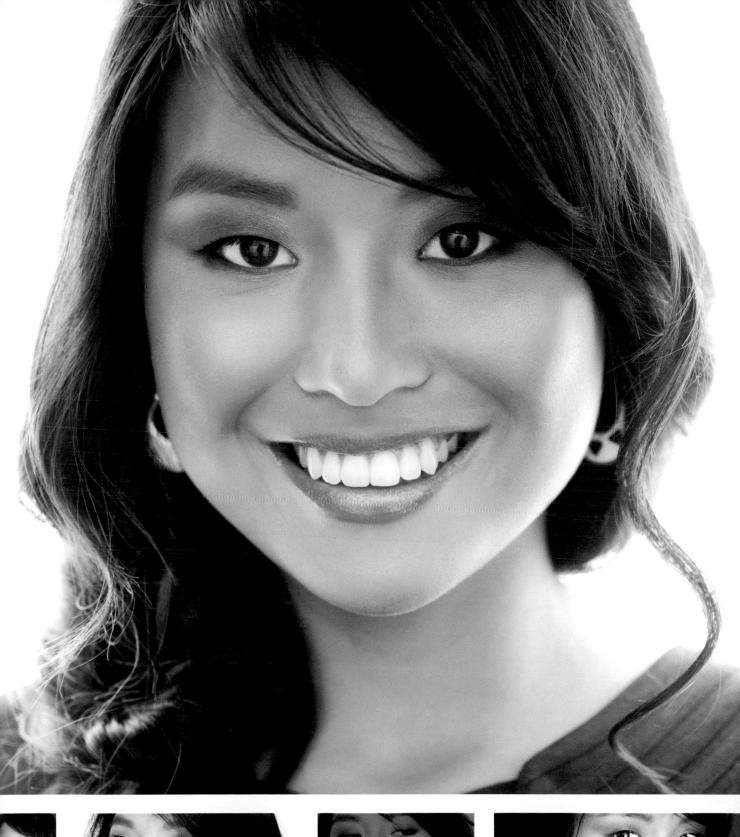
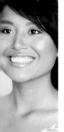
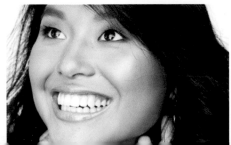
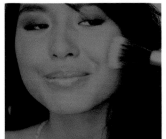
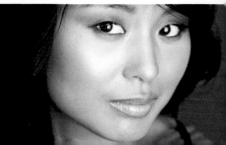

SANDRA ROSSI

INTENSE ET GÉNÉREUSE... JUSQU'AU BOUT DES ONGLES!

Dès ma première rencontre avec Sandra, au tout début de *La Fureur*, il était clair pour moi que Véro avait trouvé en elle une alliée solide qui l'appuierait contre vents et marées. Et effectivement, au cours des huit ans qui ont suivi et où Sandra été la relationniste de Véro, elle est devenue son bouclier, sa confidente... et notre amie à tous les deux!

En la côtoyant de près, j'ai eu la chance de découvrir que derrière la force incroyable qu'elle dégage, Sandra est aussi une femme douce et féminine, qui, ado, aimait « s'habiller en madame » en empruntant les robes et les sacs de sa mère. J'ai aussi appris que ses premières influences en maquillage venaient de son club de patinage artistique. Ça explique peut-être ses expériences ultérieures avec le mascara vert lime... Mais ça, c'est une autre histoire.

Hyperactive et très impliquée dans sa vie de famille et son travail, elle a souvent du mal à réserver du temps pour elle. Et c'est justement la raison pour laquelle elle s'assure d'en trouver! Qu'il soit minuit ou une heure du matin, elle profite de moments tranquilles, pendant que tout le monde dort, pour s'offrir de petites cures de beauté maison. Des instants de calme précieux, seule avec elle-même, pendant lesquels elle prend soin de son corps : pédicure, exfoliation de la tête aux talons, épilation des sourcils... À l'entendre, ces pauses volées au quotidien lui font autant, sinon plus, de bien au corps et à l'esprit qu'un après-midi au spa ou qu'un rendez-vous chez l'esthéticienne... qui seraient de toute façon impossibles à caser dans son horaire.

Si elle reconnaît quand même avoir perdu un peu d'intérêt pour le maquillage après la naissance de ses enfants, Sandra y a repris goût ces dernières années, et considère avoir atteint un équilibre qui lui fait du bien. Après une petite hésitation (« moi? moi, moi, là? »), elle a d'ailleurs accepté avec joie de participer à mon projet de livre, en pensant au délice de se faire bichonner par toute une équipe (et au formidable album photo que ça lui ferait pour impressionner ses éventuels petits-enfants). Tant mieux, parce que ça faisait un bail que je voulais essayer avec elle un style *glamour* qui mettrait en valeur ses yeux et sa formidable structure faciale...

« Je dois avouer que, avec mon rythme de vie, j'ai rarement plus de huit minutes pour me faire belle... ça se finit souvent dans l'auto! **SANDRA** »

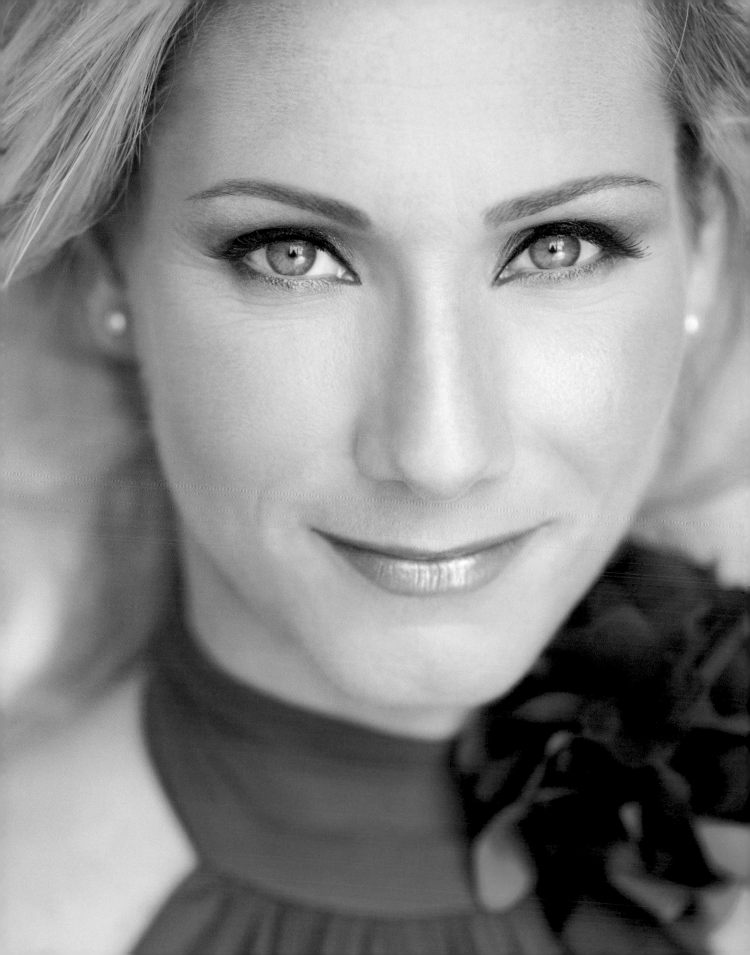

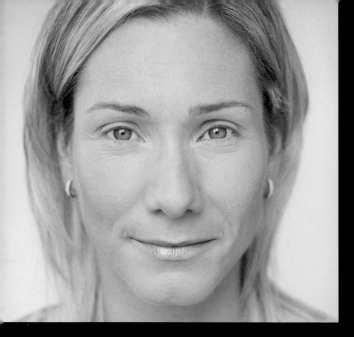

METTRE À PROFIT UNE MORPHOLOGIE FACIALE FORTE

Sandra a un visage ovale tirant sur le losange : une forme qui peut être excessivement féminine quand on sait la mettre en valeur. Il suffit de balancer la douceur et la force (un exercice qui reflète bien la personnalité de Sandra, en plus!). Sa structure osseuse forte, qui crée naturellement des lignes nettes et des zones d'ombre, nécessite peu de modeleur. J'en utilise à peine, puisque dépasser la mesure durcirait inutilement les traits. J'accentue plutôt les zones de lumière, qui donnent de la rondeur et de l'éclat.

ORNER DES YEUX PERÇANTS

Les yeux de Sandra présentent une superbe forme d'amande effilée, doublée d'une très grande paupière supérieure. Ce dessin raffiné m'a inspiré un *look* de diva, complètement *glamour,* dans des teintes foncées qui viendront créer tout un contraste avec les iris perçants. Pour offrir un cadre adéquat à ce maquillage fort, j'ai légèrement accentué et allongé la ligne du sourcil, naturellement dense et bien dessinée.

JOUER LA BOUCHE EN SOURDINE

En général, Sandra se maquille peu. C'est pour cette raison que j'ai choisi de la montrer sous un jour sexy, qu'on la voit rarement arborer. Comme le maquillage des yeux est déjà fort, je lui ai fait une bouche d'un rose doux, nacré plus que brillant. Ça convient tout à fait pour donner du volume à la bouche fine, surtout étant donné que j'ai d'abord tracé son contour avec un crayon légèrement plus foncé que les lèvres.

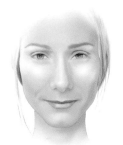

REPÈRES

- visage en forme de losange
- œil en amande et cils très clairs
- lèvre supérieure fine

PRODUITS UTILISÉS

TEINT : Correcteur illuminateur liquide
Fond de teint en crème velouté
Poudre matifiante beige clair

EFFET CONTOUR : Modeleur bronze clair
Illuminateur rose nacré
Fard à joues rose doré

YEUX : Crayon à sourcils sable
Crayon bleu marine pour les yeux
Fards à paupières :
   Marine irisé (1)
   Ardoise irisé (2)
   Violet irisé (3)
   Argenté (4)
Faux-cils noirs
Traceur liquide noir
Mascara définissant noir

BOUCHE : Crayon à lèvres vieux rose
Rouge à lèvres rose nacré (5)
Brillant à lèvres rose

OUTILS

Brosse à sourcils • Éponge de latex et pinceau à fond de teint • Houppette à poudre libre • Pinceau traceur biseauté • Pinceaux estompeurs • Pinceau applicateur • Pinceaux à modeler • Pinceau pour fard à joues • Pinceau à lèvres

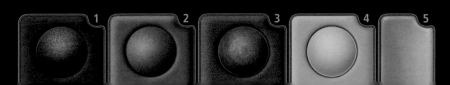

LE TEINT

Pour obtenir un teint lumineux et frais, on doit à peine sentir les produits qu'on étend sur la peau. Même lorsqu'on utilise des produits plus épais, comme le fond de teint crémeux que j'ai choisi pour ce maquillage, on peut éviter de créer des textures qui alourdiront les traits : il suffit d'une petite quantité, bien appliquée sur une peau hydratée, pour un résultat impeccable. Une fois unifié le teint avec ce produit velouté, les traits paraissent déjà plus doux, les ombres et angles semblent atténués. J'obtiens ainsi un canevas parfait pour mon maquillage dramatique des yeux.

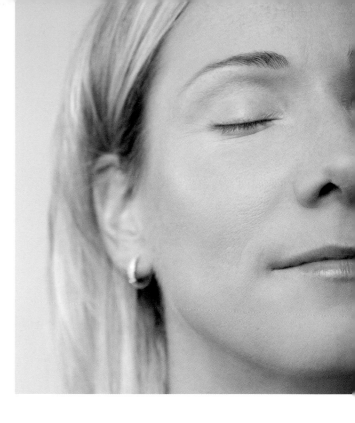

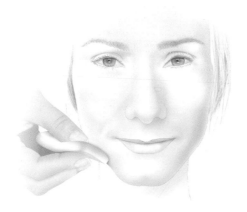

1 **Correcteur** : On applique sous les yeux un correcteur liquide pigmenté et légèrement iridescent. On en applique aussi une touche sur la paupière mobile, pour effacer la teinte bleutée naturelle à cette peau fine.

2 **Fond de teint** : Au pinceau et à l'éponge, on couvre le visage d'une petite quantité de fond teint crémeux, agencé à la couleur de la peau.

3 **Poudre matifiante** : Comme le fond de teint crémeux a d'emblée une bonne tenue, un peu de poudre matifiante ultra-fine beige, appliqué à la houppette, suffira à bien le fixer. On limite la quantité de poudre au minimum de façon à toujours bien sentir le grain naturel de la peau.

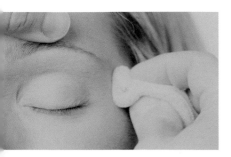
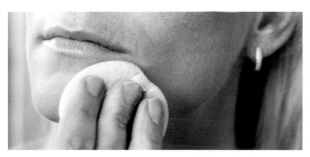
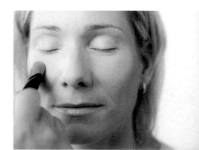

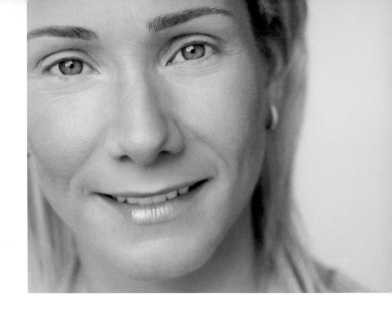

L'EFFET CONTOUR

La structure osseuse forte du visage de Sandra fait en sorte qu'il n'est pas nécessaire d'avoir recours à beaucoup de modeleur pour que ses traits soient parfaitement sculptés. Au contraire, un surplus de modeleur ou de fard à joues foncé écraserait son visage. J'utiliserai plutôt l'effet contour pour aller chercher un maximum de douceur, et jouerai plus avec la lumière qu'avec l'ombre. Un peu de modeleur me permet d'affiner les ailes du nez et d'arrondir la carrure du menton, tandis qu'une touche sur le côté de la pommette atténue légèrement son volume. J'évite d'altérer les traits qui donnent caractère et raffinement au visage de Sandra, comme sa ligne de mâchoire qu'on dirait taillée au couteau.

1 **Modeleur** : Avec un pinceau à modeleur fin, on balaie sur les ailes du nez, de la racine des sourcils aux narines, du modeleur mat dans les teintes de bronze. On en met une touche à la pointe du menton.

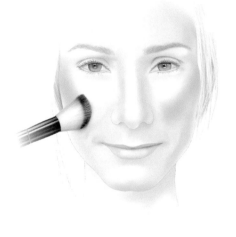

Avec un pinceau à modeleur plus gros, on vient aussi porter un peu de modeleur de la tempe à la joue, sur l'os de la pommette et non dans le creux de la joue.

2 **Illuminateur** : Avec un pinceau à modeleur et un illuminateur doré ou rose clair, on accentue discrètement la lumière au centre du visage, soit au niveau du front, et sur l'avant des pommettes, sous les yeux.

3 **Fard à joues** : D'un mouvement circulaire, on ajoute avec un petit pinceau pour fard à joues un fard rose, légèrement irisé, qu'on applique sur les pommettes, juste au-dessus du modeleur.

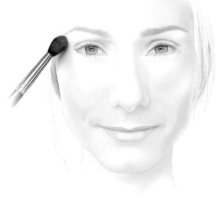

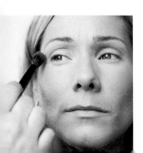

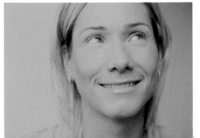

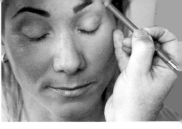

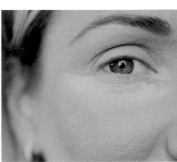

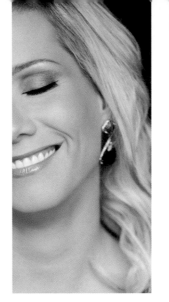

> « J'a-d-o-r-e l'effet des faux-cils sur moi ! Je n'en porterais tous les jours, par contre… avec mes cils courts, appliquer mon mascara sans faire de dégât me suffit comme défi matinal. » SANDRA

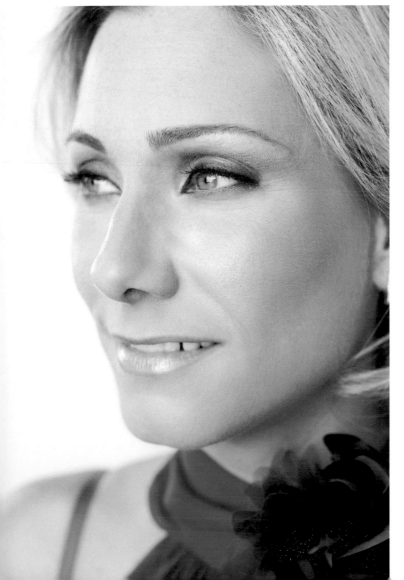

LES YEUX

Sandra se maquille peu, même pour les événements spéciaux. C'est pour cette raison, et parce que j'avais remarqué le potentiel extraordinaire de ses yeux, que je lui ai proposé ce style à la fois éblouissant et simple. C'est la brillance des pigments irisés, et l'harmonie entre les couleurs, qui fait en sorte que le maquillage reste très lumineux et doux, même s'il utilise des couleurs foncées. Dire que Sandra utilise rarement des fards bleus, qui font pourtant un effet bœuf avec ses iris vert clair !

Les faux-cils et le traceur noir ajoutés à la toute fin n'étaient pas absolument nécessaires… mais ils confèrent un aspect tellement séducteur à son regard, pourquoi s'en priver !

1 **Crayon à sourcils** : Une fois les sourcils brossés, on renforce leur ligne sur toute sa longueur d'un peu de crayon, de façon à bien encadrer les yeux. Comme les tempes sont étroites, on donne plus de largeur à la zone en allongeant à l'horizontale le tracé du sourcil.

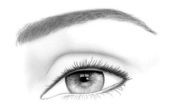

2 Crayon pour les yeux : Tout le long des cils de la paupière supérieure et sur le tiers extérieur de la paupière inférieure, on trace une ligne de crayon marine. On garde le trait à l'extérieur des cils, de façon à ne pas rapetisser l'œil.

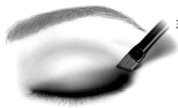

3 Fard marine irisé : Avec un pinceau traceur biseauté, on vient porter du fard marine près des cils de la paupière supérieure, puis on l'étire un peu vers le haut, surtout près du coin extérieur. On en tire aussi un trait le long des cils de la paupière inférieure, environ sur les deux tiers de la longueur de l'œil.

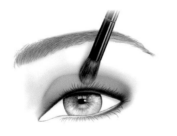

4 Fard ardoise irisé : Au moyen d'un pinceau estompeur touffu, on recouvre toute la paupière mobile, jusqu'au creux, d'un voile de fard bleu ardoise, dont la teinte soutenue et lumineuse agrandit l'œil.

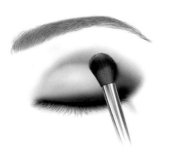

5 Fard violet irisé : Avec un deuxième estompeur, on vient accentuer le creux avec un fard violet se mariant bien au bleu. On glisse le pinceau en arrondi, du coin extérieur au milieu de l'œil.

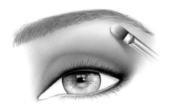

6 Fard argenté : Tout le long du sourcil, et en dépassant un peu sur la tempe, on dépose du pigment argenté au pinceau applicateur. On revient ensuite le travailler à l'estompeur, de façon à l'étendre jusqu'au creux et à rendre diffuse la limite avec le violet.

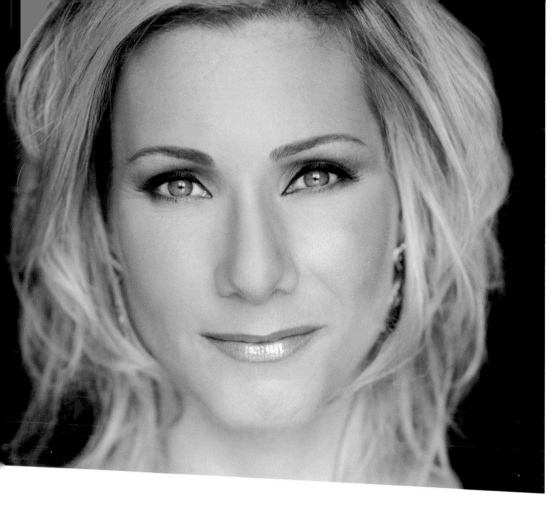

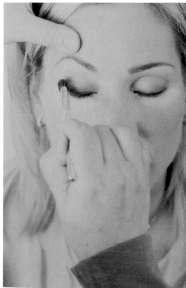

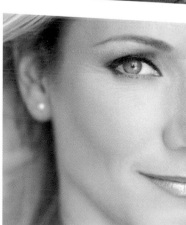

7 **Faux-cils** : On dépose à la base de chaque bande de faux-cils un peu de colle noire, qui va se fondre au crayon pour les yeux. On positionne ensuite les bandes de façon symétrique sur les deux yeux, en alignant leur origine avec le coin extérieur de l'œil.

8 **Traceur liquide noir** : Tout le long des cils de la paupière supérieure, aussi près que possible des faux-cils, on passe un trait de traceur liquide noir, qui camoufle la colle et agrandit l'œil du même coup.

9 **Mascara** : Pour bien fondre les faux-cils à la frange naturelle, on applique sur les cils supérieurs un mascara définissant, en séparant bien les cils à la brosse entre chaque couche.

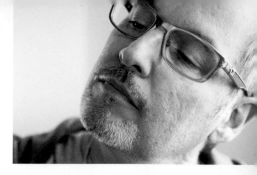

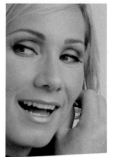
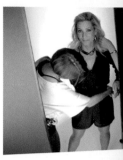

LA BOUCHE

Un *look* de ce genre est dur à concevoir sans rouge à lèvres. Ce qui ne nous oblige pas à choisir une teinte foncée : avec une couleur plus douce, on arrive souvent mieux à exploiter le côté charnel et pulpeux de la bouche, surtout si les lèvres sont fines. Dans le cas de Sandra, une couleur claire et irisée vient aussi contraster avec la force du maquillage des yeux, et adoucira le bas du visage, ce qui permet d'atteindre l'harmonie souhaitée.

1   Crayon à lèvres : On trace le contour des lèvres avec un crayon naturel, mais une demi-teinte plus foncée que le rouge à lèvres, de façon à augmenter le volume déjà existant.

2   Rouge à lèvres : Sur toute la bouche, on applique au pinceau un rouge à lèvres d'un rose nacré.

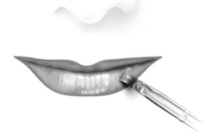

3   Brillant à lèvres : Selon le rouge à lèvres utilisé, on peut aussi ajouter un peu de brillant pour donner des reflets satinés à la bouche.

« Le brillant à lèvres, ce n'est pas du glaçage à gâteau : il faut doser !

BRUNO »

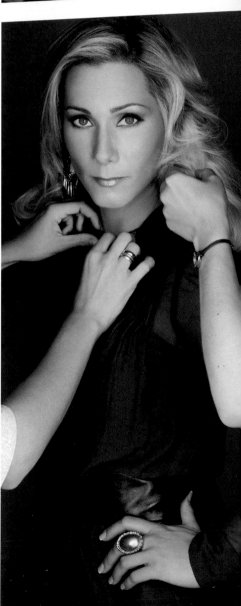

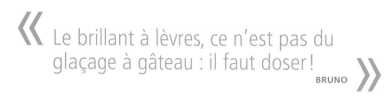

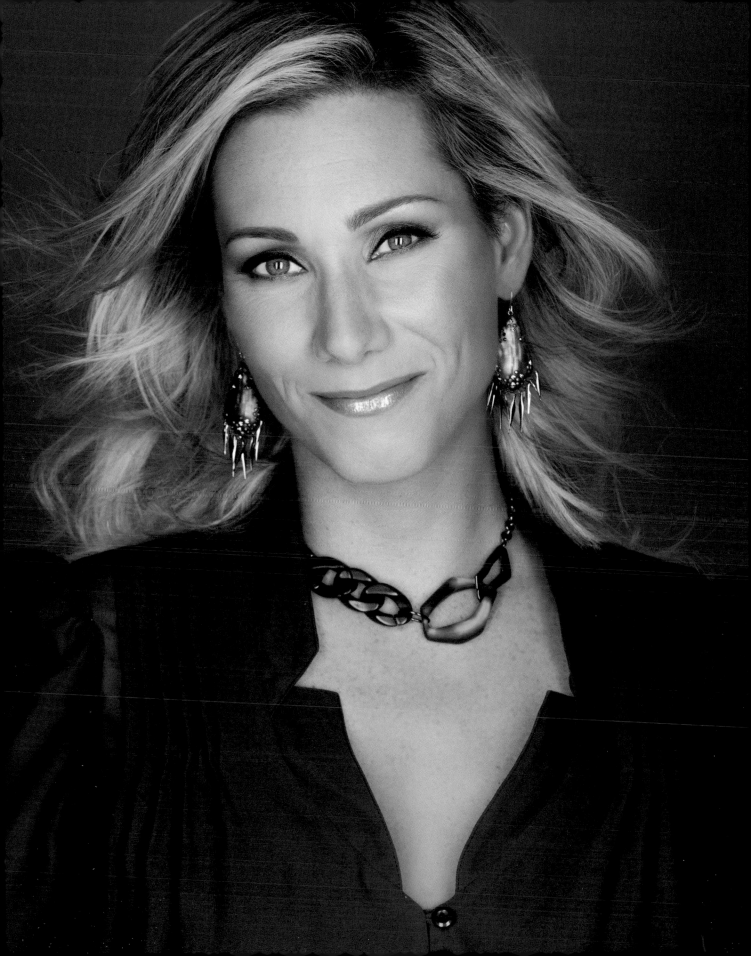

ISABELLE RACICOT

RIEUSE, ROCKEUSE ET RAYONNANTE

J'ai eu le plaisir de connaître Isabelle dès le début de sa carrière dans les médias. Semblables par notre sens de l'humour taquin et notre amour de l'auto-dérision, on s'est tout de suite compris. Ça a été un bonheur que de la voir évoluer d'un projet à l'autre, prenant de l'assurance et laissant graduellement émerger sa beauté ravageuse.

Comme Isabelle a découvert les joies de la co-quetterie sur le tard, c'est avec un plaisir fou qu'elle a commencé à féminiser son style quand elle a trouvé sa voie. En côtoyant les maquilleurs, dans les coulisses des plateaux de télévision, elle a appris comment fards et poudres pouvaient mettre son visage en valeur. Un apprentissage qui a dû se faire en accéléré : pour les besoins de l'émission *Flash,* elle devait se maquiller elle-même lors de ses présences sur les tapis rouges étrangers ! Un défi à la hauteur, pour une fille prête pour l'action !

Isabelle a grandi dans une famille blanche, en-tourée de camarades de classe blanches elles aussi. Un paysage monochrome qui n'offrait pas beaucoup de modèles à la jeune fille qu'elle était et qui a mis du temps avant de se trouver belle. Au début de son adolescence, dans les années 80, les médias met-taient en vedette peu de femmes mulâtres pouvant lui servir de référence en matière de maquillage et de coiffure. Un peu complexée, plutôt *tom boy,* ce n'est qu'à 20 ans qu'Isabelle a vraiment découvert les plaisirs du maquillage, une fois qu'elle a appris à aimer son visage, ses traits.

Depuis cette époque, la confiance en soi est de-venue une valeur capitale dans sa vie. Elle s'est même rendu compte que les femmes qu'elle admire ont toutes ce point en commun : elles ont confiance en elles, ça se sent dans la façon dont elles bougent, parlent, se présentent…

« J'aurais aimé qu'on me dise, quand j'étais adolescente, ce que je deviendrais comme femme dans le futur. Qu'on me dise de ne pas m'inquiéter, que tout irait bien, et de m'aimer d'abord et avant tout ! **»**

ISABELLE

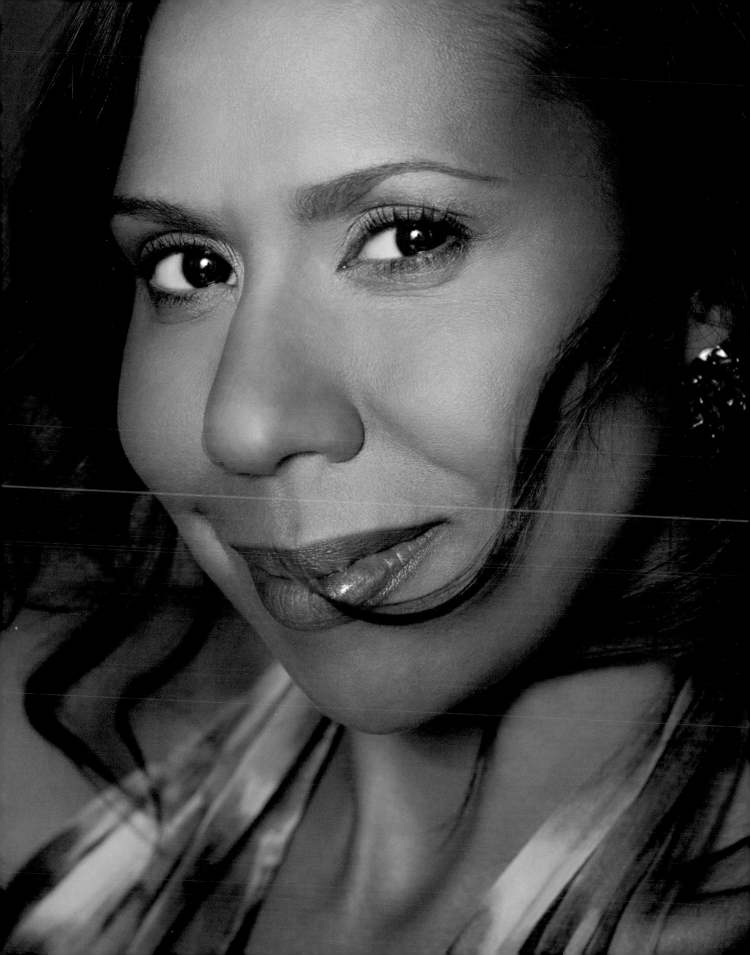

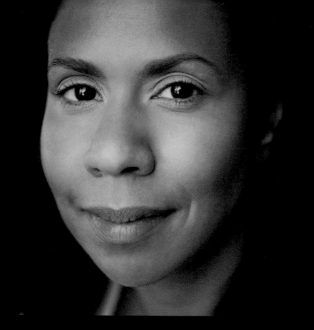

UNIFIER LE TEINT EN ÉVITANT L'EFFET CENDRÉ

Plusieurs personnes croient encore qu'une peau foncée n'a pas besoin de fond de teint, puisqu'elle est déjà colorée : c'est absolument faux! Quelle que soit l'intensité de la pigmentation, il importe de choisir la couleur de fond de teint qui convient. C'est encore plus important avec une peau noire ou métissée, puisque si j'applique une couleur mal assortie, le teint risque de tourner au gris cendré. On peut choisir parmi des tons de doré, d'orangé, de chocolat ou de cuivre, qui viendront illuminer le teint.

DONNER L'AVANT-SCÈNE AUX YEUX

Les yeux d'Isabelle, naturellement grands et très expressifs, rapetissent jusqu'à sembler presque fermés quand elle sourit à pleine bouche (c'est-à-dire la plupart du temps). Le maquillage des paupières et des sourcils doit contribuer à les agrandir et à les souligner. J'utiliserai dans ce but des crayons et des fards à paupières assez foncés, contrastés par des touches brillantes. Pour avantager sa bouche sans voler la vedette aux yeux, je vais privilégier une couleur neutre et douce, très naturelle.

MODELER LE NEZ ET LES JOUES

Le visage d'Isabelle tient à la fois de l'ovale et du losange (surtout quand elle sourit), on va donc chercher à amincir délicatement la zone des pommettes et à structurer davantage ses joues. L'utilisation du modeleur viendra aussi affiner le nez dans sa partie médiane. La lumière, apposée au centre du visage, vient ajouter la touche finale en équilibrant encore davantage celui-ci.

REPÈRES

- visage ovale tirant sur le losange
- œil rond
- bouche pulpeuse
- teint chocolat

PRODUITS UTILISÉS

TEINT : Correcteur
Fond de teint
Poudre matifiante

YEUX : Crayon à sourcils brun
Fards à paupières :
doré (1)
bronze orangé (2)
taupe mat (3)
noir (4)
Mascara très noir

EFFET CONTOUR : Modeleur brun chocolat
Illuminateur cuivré
Fard à joues rouge-orangé

BOUCHE : Crayon à lèvres brun chocolat
Rouge à lèvres cuivré lustré (7)

TRANSFORMATION : **Crayon pour les yeux violet**
Fards à paupières :
violet (5)
rouge bordeaux (6)
Fard à joues irisé
Brillant à lèvres métallisé

OUTILS

Brosse à sourcils • Pinceau à fond de teint et/ou éponge de latex • Houppettes • Pinceau applicateur • Pinceau traceur biseauté • Pinceau estompeur • Pinceaux à modeleurs gros et fin • Pinceau pour fard à joues • Pinceau à lèvres

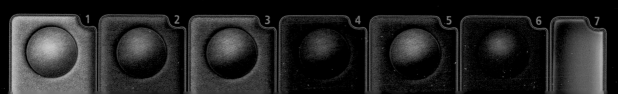

LE TEINT

Malgré un horaire chargé, Isabelle se réserve du temps pour des soins de la peau réguliers. Elle utilise quotidiennement diverses crèmes de soin, et va chez l'esthéticienne au moins quatre fois par an. Malgré ces soins attentionnés, sa peau mixte-grasse présente parfois de petites imperfections; qu'à cela ne tienne, en utilisant des produits de qualité et les bons outils, j'obtiens un teint unifié et lumineux!

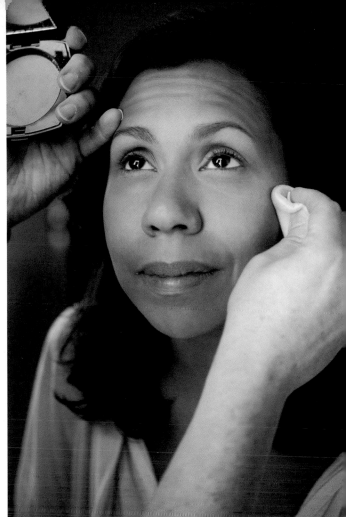

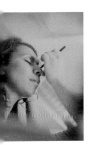 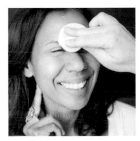 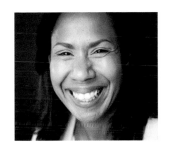

1 **Correcteur** : Au doigt ou au pinceau, avec un correcteur liquide, on éclaircit la peau sous l'œil et sur toute la surface des paupières. Au besoin, on camoufle les imperfections au crayon correcteur, dont la tenue est meilleure que celle du correcteur liquide.

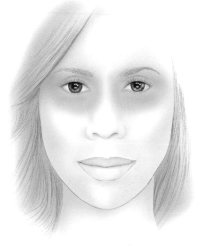

2 **Fond de teint** : On applique à l'éponge de latex un fond de teint crémeux, qui laissera un effet velouté sur la peau. Selon les zones du visage, on peut aussi utiliser ses doigts ou un pinceau.

3 **Poudre matifiante** : Pour une peau mixte ou grasse, la poudre fixant le fond de teint doit absolument être mate. On applique la poudre sur tout le visage à la houppette ou au pinceau, en insistant sur la zone T. Au besoin, on se munit de poudre compacte pour des retouches en cours de journée.

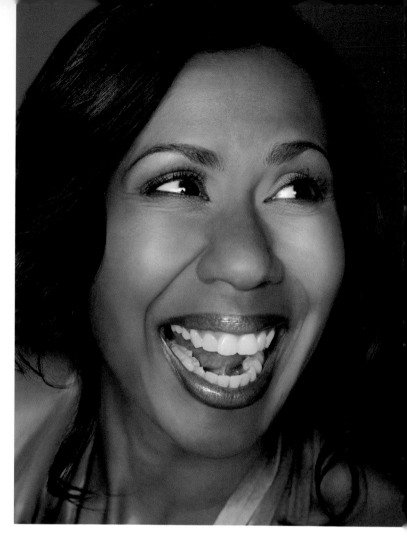

LES YEUX

Isabelle a des yeux extrêmement expressifs, qui expriment son rire presque autant que sa bouche. Un empilage de couleurs contrastantes sur les yeux ne résisterait pas longtemps… J'ai donc opté pour un dégradé très chaud de couleurs apparentées. Les fards foncés viennent intensifier le regard et, appliquées vers l'extérieur, élargissent la zone des yeux. Les couleurs plus claires, près des sourcils, viennent quant à elles ouvrir le regard. Comme la ligne des sourcils d'Isabelle est déjà bien dessinée (elle en confie l'entretien à un spécialiste, moi-même en l'occurrence) elle a nécessité peu de travail de remodelage, que j'ai fait avec un crayon assez clair. Un trait foncé durcit le regard et attire l'attention sur les sourcils plutôt que sur les yeux.

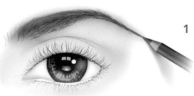

1 Crayon à sourcils : On commence par brosser les sourcils. Puis, à l'aide d'un crayon brun, on colore à l'intérieur de leur ligne, sans trop appuyer. On prolonge un peu la ligne vers la tempe et vers le haut.

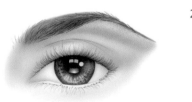

2 Fard doré : Juste sous le sourcil, on vient porter au pinceau applicateur un fard doré. Avec un estompeur, on balaie aussi un fin voile de poudre dorée sur toute la paupière mobile, qu'on étire un peu vers le nez au coin intérieur.

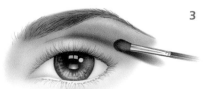

3 Fard bronze orangé : Dans la moitié externe de l'œil, en partant sous le sourcil et en descendant vers le creux, on applique à l'estompeur un fard orangé satiné qui donne de la dimension à l'arcade.

4 **Fard taupe mat** : On creuse le pli avec un fard taupe très mat, au pinceau applicateur. Le mouvement part du coin extérieur et suit le pli jusqu'au milieu de l'œil. On revient ensuite étendre la couleur sur le tiers extérieur de la paupière mobile.

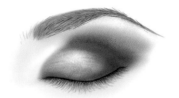

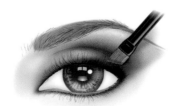

5 **Fard noir** : Avec un pinceau traceur biseauté, on souligne tout le tour de l'œil d'un trait de poudre très noire. Au coin externe, on mélange au pinceau estompeur les fards taupe et noir, de façon à encadrer la paupière mobile et à allonger légèrement la zone de l'œil.

6 **Mascara** : On amplifie la courbure naturelle des cils en les allongeant avec plusieurs couches de mascara très noir sur les cils du haut et du bas.

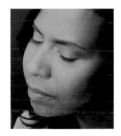
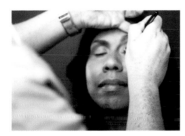

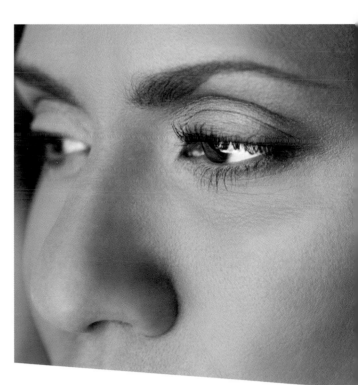

« Il n'y a pas de limite au nombre de couches de mascara, tant que vous prenez soin de bien séparer vos cils entre chaque couche.
BRUNO »

L'EFFET CONTOUR

Le modeleur me permet d'élargir certaines zones et d'en réduire d'autres, toujours dans un objectif d'équilibre entre les zones du visage. J'ai utilisé des poudres tirant sur le cuivre (illuminateur) et le chocolat (modeleur), qui vont bien s'harmoniser au maquillage des yeux et au teint d'Isabelle. En ombrant le haut de son front, le creux sous ses pommettes et les ailes de son nez, je ramène la lumière vers le milieu du visage, tout en soulignant sa grâce féline.

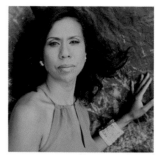 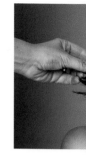

1 **Modeleur** : Avec un gros pinceau à modeleur, on applique d'abord le modeleur brun sur les côtés du front, en descendant vers les tempes. On en balaie aussi au niveau de la pommette et un peu sous celle-ci, en revenant vers le milieu du visage.

Pour affiner le nez dans sa partie médiane, on ombre ses côtés de modeleur, qu'on estompe vers le haut et vers le bas.

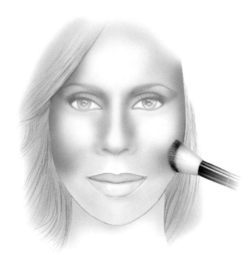

2 **Illuminateur** : Placé au pinceau à modeleur fin sur l'arête du nez, au centre du front, et sur le haut des pommettes, l'illuminateur attire le regard vers le centre du visage.

3 **Fard à joues** : Pour colorer les joues sans accentuer leur volume, on utilise un fard rouge-orangé plutôt mat. Sur les joues et le côté des pommettes, on l'applique au pinceau en touches verticales, plutôt qu'en arrondi. Près des tempes, on mélange le fard avec le modeleur.

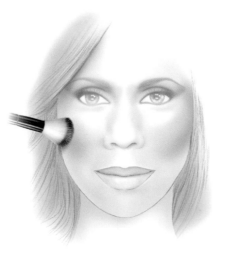

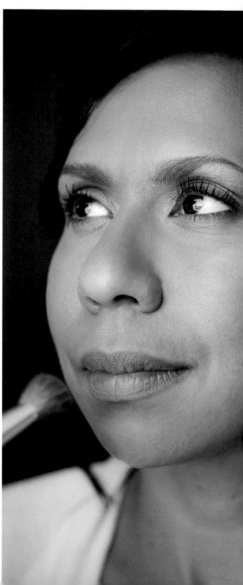

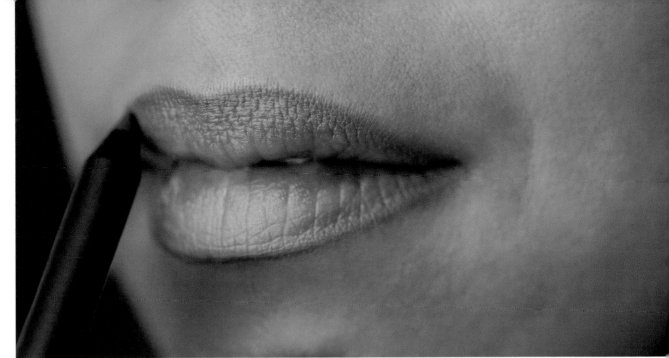

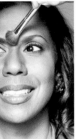

> « Quand je me maquille moi-même, j'essaie d'en faire le moins possible, j'ai moins de chance de me tromper. C'est même Bruno qui m'avait dit une fois : "Mieux vaut ne pas en mettre assez qu'en mettre trop."
>
> ISABELLE »

LA BOUCHE

Rechercher un effet naturel pour la bouche ne veut pas forcément dire utiliser peu ou pas de maquillage : il s'agit plutôt de choisir des couleurs proches de la pigmentation originale… et de faire preuve de modération dans l'application du brillant à lèvres !

1 **Crayon à lèvres** : On trace le contour de la bouche avec un crayon brun chocolat à peine plus foncé que les lèvres.

Pour une bouche très pulpeuse, on remplit la lèvre supérieure au crayon, ce qui donne un air plus bombé à la lèvre du bas.

2 **Rouge à lèvres** : Une légère couche d'un rouge à lèvres translucide sur les deux lèvres assure la brillance voulue, sans surcharger la bouche.

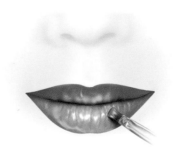

Pour accentuer le relief, on peut aussi ajouter un peu de brillant à lèvres au pinceau sur la lèvre du bas.

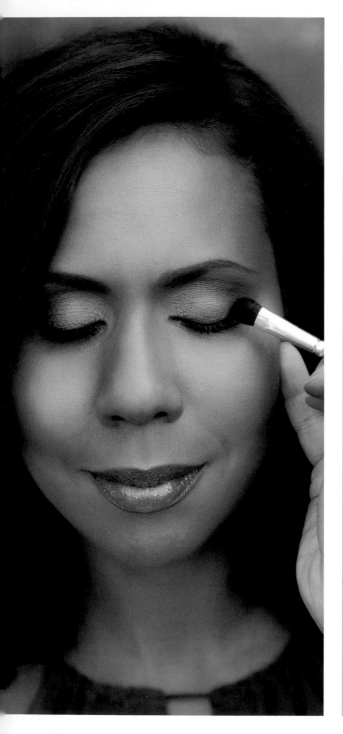

TRANSFORMATION :
PANTHÈRE URBAINE

Mère (très) active de deux beaux garçons, Isabelle n'a pas pour autant relégué son côté femme fatale aux oubliettes. Je lui ai proposé une transformation dans ce sens, qui vient accentuer son regard de séductrice tout en soulignant la finesse de ses traits.

1. **Crayon pour les yeux et fard violets** : On ajoute un trait de crayon violet tout le tour de l'œil, tant à l'extérieur qu'à l'intérieur de la ligne des cils.

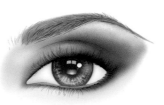

On vient intensifier l'ombre sur et sous l'œil avec un fard à paupières de la même couleur, qu'on étend avec un estompeur *smudge*.

2. **Fard rouge bordeaux** : Par-dessus le fard taupe, près du coin externe de l'œil, on ajoute une touche de fard rouge bordeaux au pinceau applicateur. Avec le même outil, on étend le fard vers l'extérieur jusqu'au bout du trait violet.

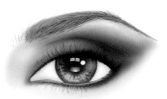

3. **Fard à joues et brillant à lèvres** : Pour briller sous les lumières tamisées du soir, on met la subtilité de côté et on intensifie aussi le fard à joues et le brillant à lèvres. On retouche avec les mêmes produits, ou encore on opte pour des versions métallisées qui réfléchissent plus la lumière.

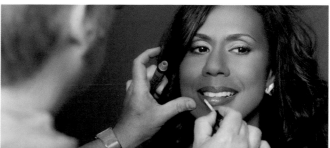

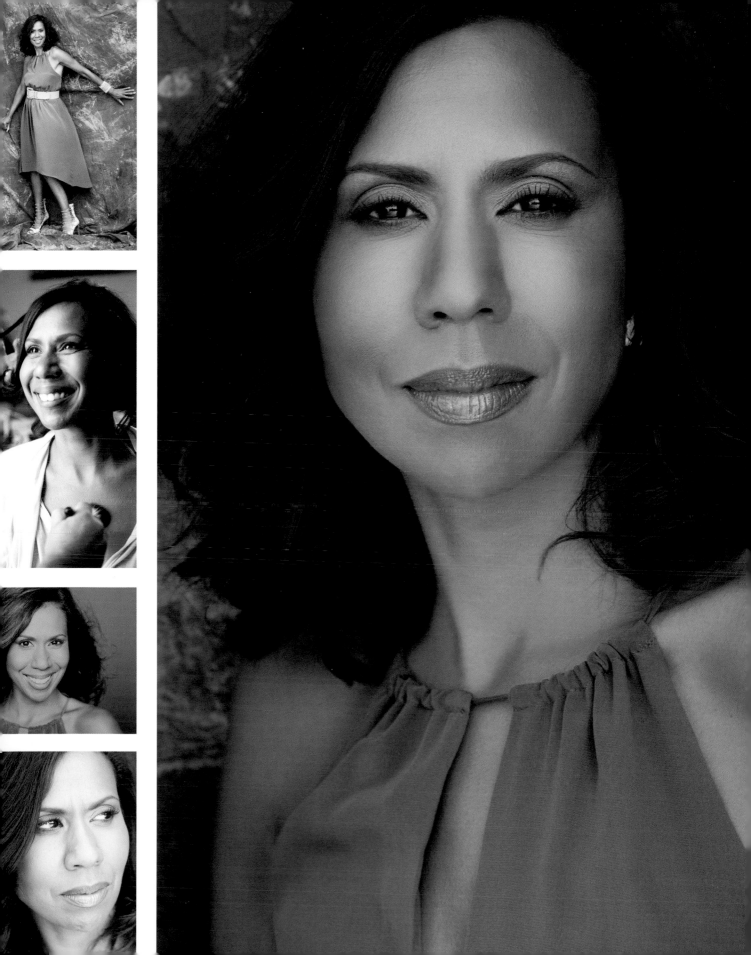

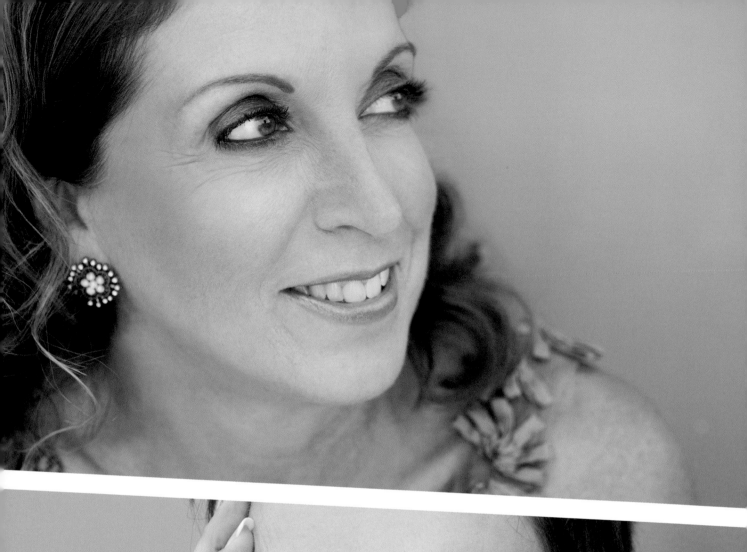
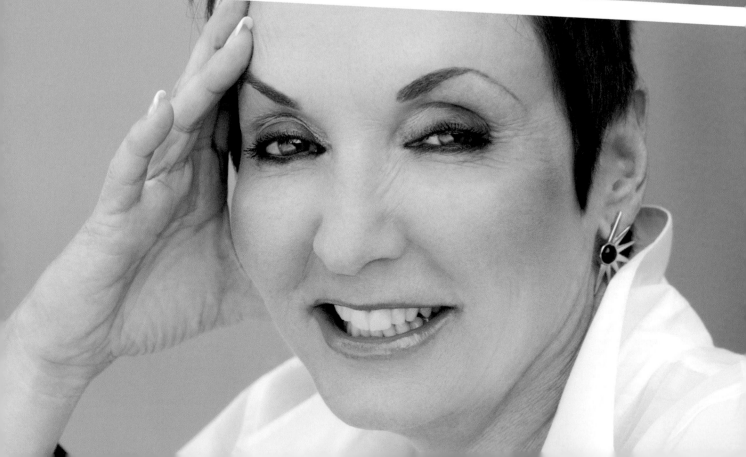

FRANCE NÉRON
DOUCE, DYNAMIQUE ET INFATIGABLE

À 17 ans, au collégial, j'étais à la recherche de mon style. Quand j'ai rencontré France ça a donc été un double coup de foudre, à la fois pour elle et pour son *look mod's* (pour les plus jeunes, pensez disco, avec une touche de *preppy*)! Depuis ce jour, elle et sa sœur Carole ont toujours occupé une place de choix dans mon cœur. En fait, leur amitié a même été déterminante dans mon choix de carrière, puisque ce sont elles qui m'ont convaincu de laisser tomber mon boulot dans une entreprise de soudure pour suivre des cours de maquillage!

Très indépendante et fonceuse, France a passé 15 ans dans le domaine de la publicité. Dans ce milieu, il faut garder une longueur d'avance sur les tendances et toujours avoir une mise parfaite, du bout des cheveux à la pointe des pieds.

À l'époque, pour se sentir au mieux, France a essayé toutes sortes de cours, dont certains de maquillage et de mannequinat. Superficiel? Pas du tout! Au contraire, c'est en profondeur, au niveau du bien-être et de la confiance en soi, qu'elle ressent, encore aujourd'hui, les effets de sa démarche.

Depuis quelques années, France œuvre dans la gestion de projets immobiliers, un domaine bien différent qui s'accommode mieux d'un *look* facile d'entretien et confortable, que de talons hauts. Elle était donc tout à fait partante pour un maquillage délicat et doux, quelque chose qu'elle pourrait porter autant pour rencontrer des clients que pour un 5 à 7. J'en ai profité pour lui expliquer quelques techniques de maquillage « de jouvence » : un peu de modeleur par ci, une touche de lumière par là, et le visage semble plus jeune, tonifié.

CAROLE NÉRON
FEMME D'AFFAIRES, DE CŒUR ET DE PASSION

Carole est bien différente de sa sœur France… et comme pour beaucoup de sœurs, ce sont souvent ces contrastes qui les rapprochent! Au collège, Carole avait un style *granola* tout à fait à l'opposé de celui de sa sœur, et de celui qu'elle arbore maintenant. De son propre aveu, ce goût pour les vêtements mous aux lignes floues était dû, du moins en partie, à un surplus de poids qui la gênait à l'époque.

Au début de la vingtaine, motivée et appuyée par sa sœur, elle s'est mise à l'activité physique. Au fil du temps, ce qu'elle a perdu en poids, elle l'a gagné en grâce et en confiance. Ça lui a permis de changer d'image, mais aussi, et surtout, de vivre de grandes transformations intérieures.

Depuis des années, Carole suit à la lettre la même routine beauté : bien nettoyer son visage matin et soir, aller chez l'esthéticienne aux changements de saison, et consulter sa dermatologue deux fois par an. À l'occasion, elle pioche dans les sous mis de côté à cet effet et s'offre une intervention cosmétique. Comme beaucoup de femmes, Carole croit fermement que se servir de la dermatologie cosmétique n'est pas du tout en contradiction avec l'acceptation du temps qui passe. Ça agit plutôt à la façon d'une thérapie, c'est un outil parmi tant d'autres pour se sentir bien.

Comme son visage présente plusieurs similitudes avec celui de sa sœur, j'ai eu envie de réaliser sur elle un maquillage semblable… mais différent!

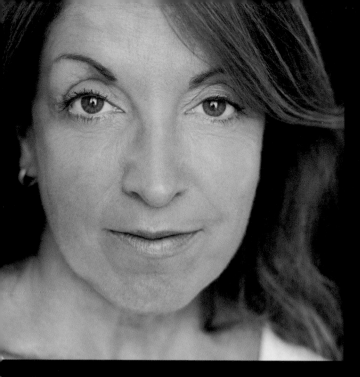

RAJEUNIR DES TRAITS SANS LES DÉNATURER

Que ce soit pour faire du sport ou pour son travail, France passe beaucoup de temps dehors. Elle prend soin de bien protéger sa peau contre la déshydratation que peuvent causer le soleil et le vent, mais accepte avec sérénité de voir apparaître sur son visage très expressif les signes du temps. Pas de chirurgie au programme pour France : elle aurait l'impression de dénaturer ses traits. J'ai donc voulu lui montrer certaines techniques trompe-l'œil, qui donneront l'effet d'une mâchoire plus structurée et d'un cou plus ferme. Des trucs parfaits pour les journées où on aime se sentir au top.

JOUER AVEC LES CLAIRS-OBSCURS SUR LES YEUX

Les yeux de France sont légèrement ronds et bombés. Pour les mettre en valeur, j'ai appliqué un fard mat et plutôt foncé sur la paupière mobile, en ramenant des pigments vers le centre de l'œil. Une touche de fard foncé mat au-dessus de l'iris vient aussi agrandir l'œil et réduire la paupière, un effet que je finalise avec un recourbe-cils et du mascara.

UNE BOUCHE FINE ? PAS POUR LONGTEMPS !

Quand on a comme France une bouche menue et fine, je recommande de la définir avec un crayon à lèvres mat, d'une couleur assortie à la bouche ou au rouge à lèvres. On obtient ainsi volume et amplitude, surtout avec un rouge à lèvres lustré suivi d'un brillant à lèvres lumineux. J'ai privilégié des teintes douces, assez claires, qui laissent l'avant-plan aux yeux tout en étant ultra-féminines.

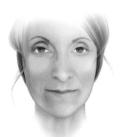

REPÈRES

- visage ovale
- œil proéminent
- fines rides de soleil
- bouche fine

PRODUITS UTILISÉS

TEINT : Correcteur liquide
Fond de teint crémeux
Poudre matifiante ultra-fine

YEUX : Crayon à sourcils châtain clair
Crayon anthracite pour les yeux
Fards à paupières :
   marine mat (1)
   brun fumé mat (2)
   rose corail mat (3)
   ivoire mat (4)
Mascara très noir

EFFET CONTOUR : Modeleur
Fard à joues pêche rosé mat

BOUCHE : Crayon à lèvres rosé
Rouge à lèvres rose corail lustré (5)
Brillant à lèvres translucide

OUTILS

Brosse à sourcils • Éponge de latex • Houppette • Pinceau traceur biseauté • Pinceaux estompeurs • Pinceau applicateur • Recourbe-cils • Pinceaux à modeleur • Pinceau pour fard à joues • Pinceau à lèvres

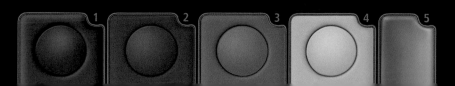

LE TEINT

Derrière son bronzage, France a un teint de rousse, ce qui lui vaut de petites taches de rousseur. J'ai choisi de les laisser transparaître : ça anime le teint, et puis sans elles je ne reconnaîtrais plus mon amie.

Pour illuminer son teint, j'ai évité les produits iridescents, qui vont mettre en évidence les rides et autres plis d'expression. Les produits capteurs de lumière ne sont pas nécessairement brillants : pour les femmes à la peau mature, je recommande l'utilisation d'un illuminateur mat, ou encore d'un fond de teint très hydratant, qui font rayonner le visage sans en accentuer la texture.

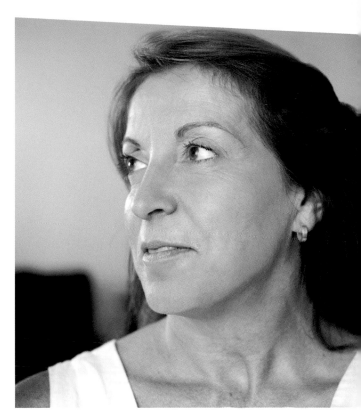

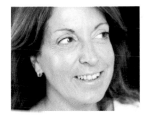
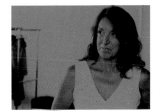

1 **Correcteur** : On utilise le correcteur liquide avec beaucoup de légèreté : une mince couche suffit pour unifier le tour des yeux. Comme c'est là que se dessinent les pattes d'oie, on lisse bien le correcteur avec les doigts pour éviter qu'un surplus s'y loge et les rende apparentes.

2 **Fond de teint** : Le fond de teint doit uniformiser la peau sans l'assécher. On privilégie donc une formule crémeuse à base de silicone, qui contient des agents hydratants et qui offre un bon pouvoir couvrant. Au choix, on l'applique avec les doigts, un pinceau ou une éponge, sur tout le visage, les oreilles et le cou.

3 **Poudre matifiante** : À la houppette, on fixe le fond de teint avec une poudre ultra-fine, qui va matifier la peau sans lui donner un aspect « épais ». On dose la poudre avec une grande parcimonie dans les zones qui présentent des rides, pour éviter d'alourdir les traits.

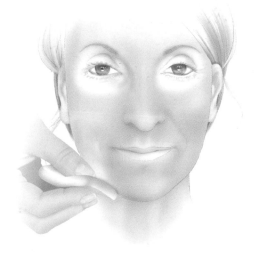

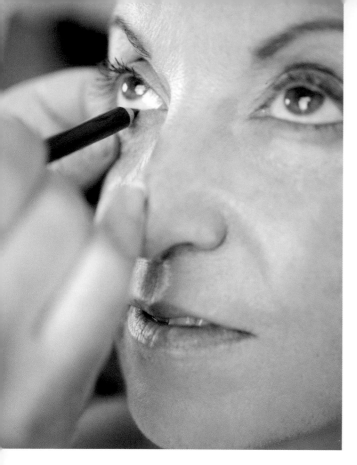

LES YEUX

Un maquillage n'atteindra jamais son plein effet si les sourcils ne sont pas parfaits. J'ai donc commencé par retracer les sourcils de France avec un crayon châtain, un segment à la fois, de la façon la plus symétrique possible. Il faut quand même se rappeler que les muscles situés sous les sourcils influencent aussi leur forme, ce qu'on ne peut modifier d'un coup de crayon.

Les fards foncés que j'ai ensuite appliqués sur la paupière mobile donnent l'impression que celle-ci est plus petite et moins bombée, tandis que les fards plus pâles sur l'arcade éclairent l'ensemble. Amusez-vous à faire varier, selon vos tenues, les teintes de cet agencement de couleurs mates, un maquillage simple et délicat, qui convient aussi bien au travail qu'aux soirées.

« À 18 ans c'était important d'avoir un style… ça l'est toujours aujourd'hui, mais maintenant, c'est pour moi, jamais pour plaire aux autres. **FRANCE** »

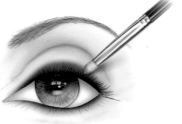

1 **Crayon à sourcils** : On brosse les sourcils, puis on les égalise tout en les épaississant légèrement avec un crayon un peu plus pâle que la pilosité, ici un châtain clair. Renforcer de cette façon les sourcils avec une couleur foncée donnerait un air sévère au regard.

2 **Crayon pour les yeux** : On applique un crayon anthracite à l'intérieur de la ligne des cils, en bas et en haut, ce qui définit et allonge la forme de l'œil, tout en reléguant la paupière mobile au second plan.

3 **Fard marine mat** : Avec un pinceau traceur biseauté, on étend une mince ligne marine sur toute la longueur de la paupière mobile. On revient ensuite l'étirer vers le haut à l'estompeur, en dessinant une demi-lune vers le centre de l'œil. Pour plus d'intensité, on peut aussi en passer un fin trait sous l'œil, le long des cils.

4 **Fard brun fumé mat** : Sur toute la paupière mobile, on balaie avec un pinceau estompeur touffu un peu de fard brun foncé. On ne cherche pas à créer un fini opaque, mais plutôt une ombre, qui devrait être un peu plus accentuée vers le centre de l'œil.

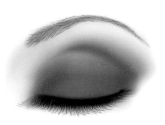

5 **Fard rose corail mat** : On utilise un fard rose corail pour créer un léger halo sous l'arcade et enrober les couleurs foncées de la paupière mobile. Pour ce faire, on passe un estompeur à peine garni de fard dans le creux, du coin externe de l'œil jusqu'au milieu.

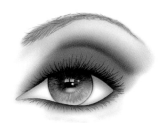

6 **Fard ivoire mat** : Dans la partie externe de l'arcade, on comble l'espace entre le sourcil et le rose corail avec un beige très pâle. Le fard doit être complètement mat pour éviter de surtexturer la peau.

7 **Mascara** : On utilise le recourbe-cils avant le mascara, jamais après pour ne pas casser ou couper les cils. On le dépose à la base des cils, puis on appuie très fort pendant quelques secondes. Ensuite, on enchaîne avec l'application généreuse de mascara très noir sur les cils du haut.

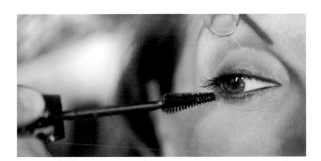

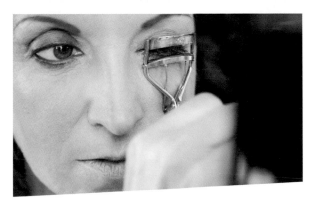

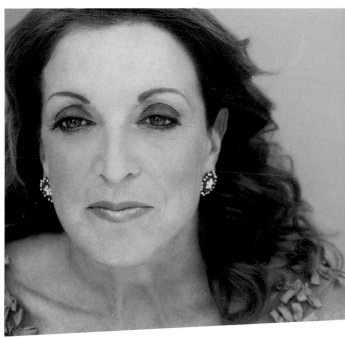

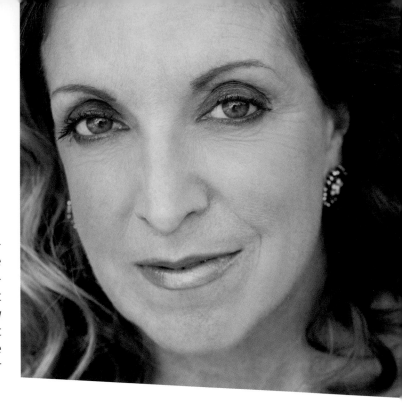

L'EFFET CONTOUR

France a toujours eu un joli visage, et elle préfère conserver ses traits intacts, même si ça veut dire renoncer à de la chirurgie esthétique et à ses pouvoirs antigravité. Ce qui ne signifie pas pour autant qu'elle ne peut pas s'offrir un petit effet de *lifting* maison! Avec un modeleur complètement mat et bien agencé à la peau, on peut sculpter la mâchoire et le cou, tandis que le fard pêche viendra donner de l'éclat au teint.

1 **Modeleur** : Avec un gros pinceau à modeleur à tête plate, on applique un modeleur à peine plus foncé que la peau le long de l'os de la mâchoire, en dégradé vers le cou. Par petites touches, on vient aussi ombrer le bas de la joue, près de la commissure des lèvres, qui a tendance à se relâcher avec les années. On peut en appliquer un peu sous l'os de la pommette, de l'avant vers l'arrière, mais le fard à joues suffit quand on a un visage étroit.

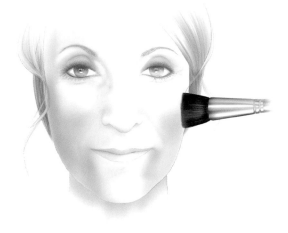

On finalise avec une touche de modeleur sous la pointe du nez, ce qui rend moins visible la partie finale qui redescend un peu. Inutile d'ombrer les ailes et les narines, qui sont déjà étroites et bien définies.

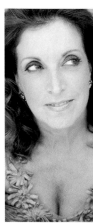

2 **Fard à joues** : On applique au pinceau un fard à joues mat, d'un rose tirant sur le pêche, sur la pommette et sur le devant de la joue. On évite de le descendre trop, près de la ligne naso-labiale, ce qui attirerait l'attention sur ce trait en plus de donner l'impression de tirer la joue vers le bas.

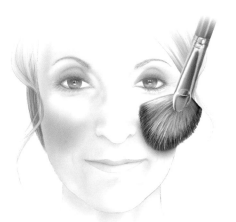

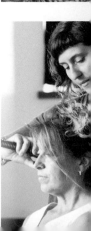

LA BOUCHE

Pour compléter ce *look* avec une dose de douceur féminine, j'ai fait une bouche claire et sucrée à France. Première étape : le crayon rose clair, qui permet d'agrandir et d'égaliser la courbe des deux lèvres. La couleur, du rouge à lèvres, d'un rose tirant sur le corail, combinée à la brillance que j'ajoute ensuite, donnent du volume, tout en mettant en valeur le teint bronzé de France.

1 **Crayon à lèvres** : Afin d'augmenter la surface visible de la lèvre supérieure, on trace légèrement à l'extérieur. On procède par petits traits symétriques, d'un côté, puis de l'autre, en allant du centre vers les commissures. Pour la lèvre inférieure, il suffit de suivre la ligne naturelle avec le crayon : la définition apportée par le crayon ajoute juste ce qu'il faut de volume.

2 **Rouge à lèvres** : Sur toute la bouche, on applique au pinceau un rouge à lèvres lustré dans une teinte rose corail.

3 **Brillant à lèvres** : On choisit un brillant qui ne changera pas la couleur du rouge à lèvres : il sert simplement à donner du volume, surtout à la lèvre inférieure. On l'applique avec un pinceau ou son applicateur inclus, et voilà, le tour est joué!

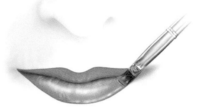

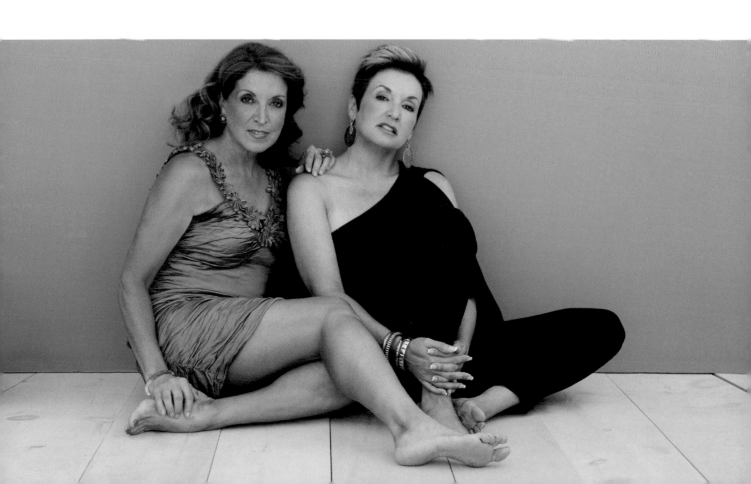

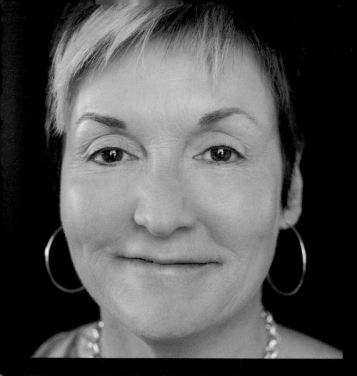

MAQUILLER UNE PEAU DÉLICATE SUR UN VISAGE FERME

La peau du visage de Carole est ferme, et sa carrure bien dessinée, entre autres grâce à l'intervention de la chirurgie esthétique. Il demeure qu'avec les années, la peau s'amincit et nécessite souvent plus de soins pour conserver une apparence hydratée et souple. Les produits que j'applique sur le visage ne doivent donc être ni asséchants ni lourds.

UTILISER L'ESPACE DISPONIBLE AUTOUR DES YEUX

Les yeux de Carole offrent une très grande surface de maquillage, autant au niveau de la paupière mobile que de la zone sous le sourcil. Je vais arrondir un peu l'angle de ce dernier, ce qui va adoucir son regard, mais sans trop empiéter sur ce bel espace qui dégage et agrandit les yeux. Je vais souligner ses yeux de façon à les allonger, dans un style qui ressemble un peu à celui utilisé pour sa sœur France, fard marine en moins.

REPÈRES

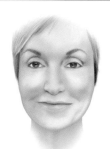

- visage entre le carré et le rond
- œil rond
- pommettes rebondies
- bouche à la fois fine et charnue

METTRE À JOUR CERTAINES HABITUDES

Carole a toujours été amateure du combo modeleur et illuminateur, qu'elle utilisait avant tout pour bien souligner ses pommettes. Il y a quelques années, après mûre réflexion, elle a opté pour un remplissage dermatologique, sculptant de façon plus permanente le modelé de son visage.

L'effet est si bien réussi que l'utilisation du modeleur serait désormais inutile : une touche de fard légèrement illuminateur judicieusement disposée suffit à donner tout l'éclat voulu.

PRODUITS UTILISÉS

TEINT : Correcteur liquide
Fond de teint liquide
Poudre translucide

YEUX : Crayon à sourcils
Crayon brun foncé pour les yeux
Fards à paupières :
  brun foncé mat (1)
  orangé mat (2)
  blanc rosé légèrement satiné (3)
Mascara très noir

EFFET CONTOUR : Fard à joues illuminateur

BOUCHE : Crayon à lèvres
Rouge à lèvres (4)
Brillant à lèvres

OUTILS

Brosse à sourcils • Houppette à poudre • Pinceau traceur droit • Pinceau estompeur • Pinceau applicateur • Pinceau pour fard à joues • Pinceau à lèvres

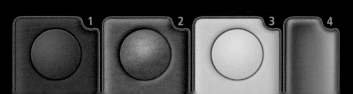

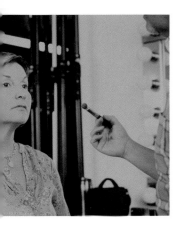
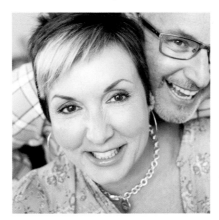

« Bruno est mon ami depuis plus de 40 ans. Oui, il est rempli de talent, mais je l'admire surtout pour sa capacité à se respecter et à suivre son instinct malgré le doute et les incertitudes. **CAROLE** »

LE TEINT

Pour ne pas masquer la finesse et la délicatesse de la peau de Carole, j'utilise des produits ultra-légers, dans des quantités minimales. Par exemple, comme Carole a un très beau teint uni, j'ai pu me contenter d'une demi-noisette d'un fond de teint liquide qui s'étend très bien, et qui va servir de base sans ajouter de l'épaisseur à la peau. Même chose pour la poudre, qui doit être vraiment fine et translucide pour ne pas saturer et alourdir la peau.

1 Correcteur : Avec les doigts, on applique un tout petit peu de correcteur liquide jaune sur et sous les yeux, ainsi qu'au coin des ailes du nez, là où la peau fine présente parfois des rougeurs.

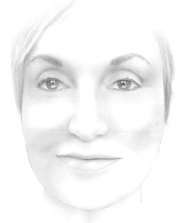

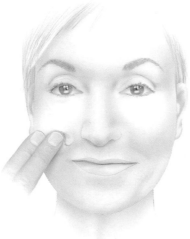

2 Fond de teint : Afin de garder une belle transparence, on applique avec les doigts un fond de teint ultra-léger. En le choisissant un peu plus foncé que la peau, on peut n'en utiliser qu'une toute petite quantité qu'on étend avec les doigts, mais alors attention d'y aller de façon uniforme partout, pour éviter les taches inégales et disgracieuses.

3 Poudre translucide : On fixe les produits liquides avec une petite quantité de poudre ultra-fine mate, déposée à la houppette.

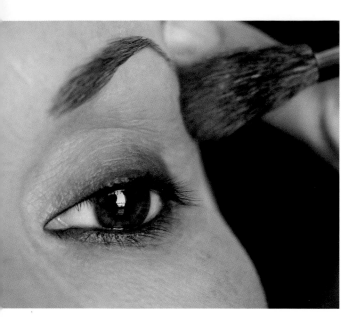

LES YEUX

Les yeux bruns de Carole sont assez semblables à ceux de sa sœur France, pourtant ils semblent très différents, et c'est en grande partie à cause du tracé de leurs sourcils. Arqués et très hauts, les sourcils de Carole dégagent un plus grand espace au-dessus de l'œil, donnant l'impression que celui-ci est plus petit, mais aussi moins bombé. À quelques variations près, le maquillage fait à France va tout à fait convenir à Carole; je vais simplement omettre le fard marine, qui alourdirait trop la paupière dans son cas, et donner plus de place au fard orangé mat, qui va ensoleiller son œil et allumer son iris noisette.

« Carole a beaucoup épilé ses sourcils à une époque où la mode les voulait très minces, avec comme résultat qu'ils ne repoussent plus à certains endroits. Pour y remédier, on peut envisager le tatouage, mais il faut être prudent dans le choix de la personne qui le fera, puisqu'on parle d'effets permanents. **BRUNO** »

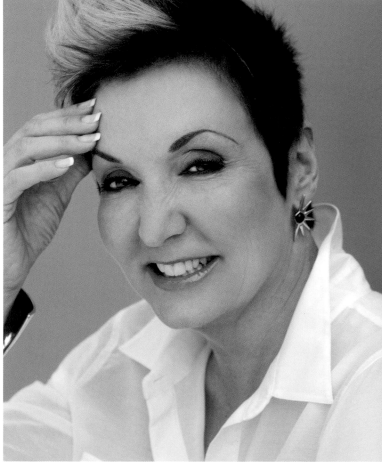

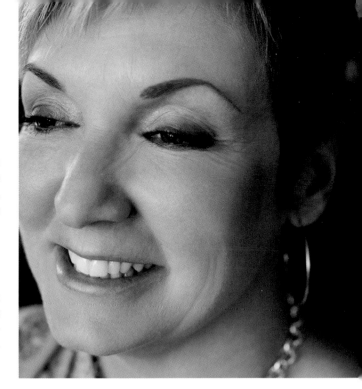

1 **Crayon à sourcils** : Une fois le sourcil brossé, on adoucit sa ligne en arrondissant son angle à l'aide d'un crayon à sourcils un peu plus pâle que la pilosité. On l'allonge également un peu, autant vers le centre du visage que vers l'extérieur.

2 **Crayon pour les yeux** : On utilise un crayon brun foncé tirant sur le chocolat, qui se porte aussi bien le jour que le soir. Comme on ne veut pas nécessairement agrandir l'œil, mais plutôt définir son contour, on trace à l'intérieur de l'œil.

3 **Fard brun foncé mat** : Tout le long de la ligne des cils du haut et du bas, on étend un fard brun foncé avec un pinceau traceur droit. On revient ensuite étirer le pigment vers le haut dans la moitié externe de la paupière mobile, sans rejoindre le creux.

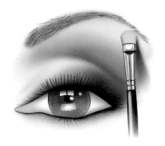

4 **Fard orangé mat** : Avec un pinceau estompeur touffu, on applique un fard orangé du sourcil au coin extérieur de l'œil, en suivant l'arcade. Ainsi positionné, l'orangé élargit la zone des yeux en plus de venir rehausser la paupière mobile sans l'alourdir de pigments.

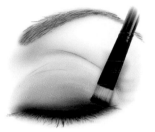

5 **Fard blanc rosé légèrement satiné** : Au pinceau applicateur, on vient placer un fard blanc rosé entre l'orangé et le sourcil. Un fard mat convient pour cette touche de lumière, mais on peut aussi en choisir un légèrement irisé si la peau sous le sourcil est bien lisse.

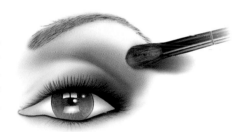

6 **Mascara** : Pour ouvrir le regard au maximum, on utilise successivement une brosse définissante fine et une brosse plus épaisse pour enrober les cils de plusieurs couches de mascara très noir.

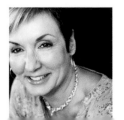
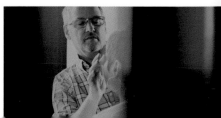

L'EFFET CONTOUR

Lorsque la structure du visage est forte et nette, comme c'est le cas pour Carole, on n'a pas vraiment besoin d'utiliser le modeleur : autant éviter l'empilage de produits s'ils ne sont pas utiles. J'ai donc simplement coloré les pommettes de Carole d'un peu de fard rose orangé légèrement illuminateur, assorti à l'orangé utilisé sur les yeux.

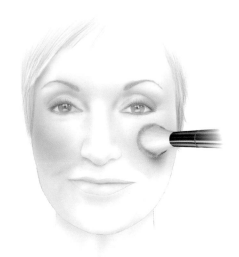

1   **Fard à joues illuminateur** : Avec un gros pinceau, on appose d'un geste circulaire le fard sur la partie saillante de la pommette. Pour trouver où en appliquer, on se fend d'un large sourire, et on cible les rondeurs qui se forment, en insistant sur le dessus et sur le côté extérieur.

« Me faire maquiller, comme ça, me rappelle l'époque où Bruno, France et moi sortions en discothèque… On mettait plus de temps à se préparer qu'on en passait sur la piste de danse ! CAROLE »

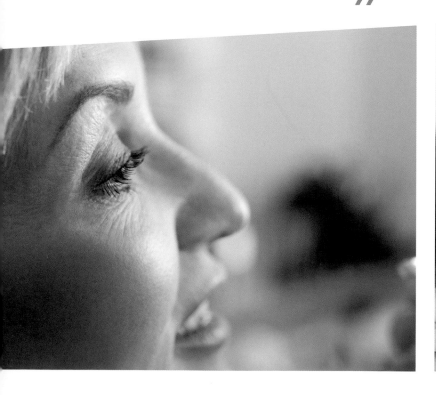

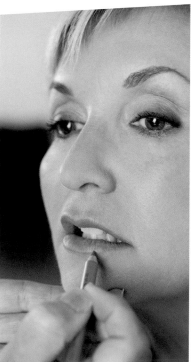

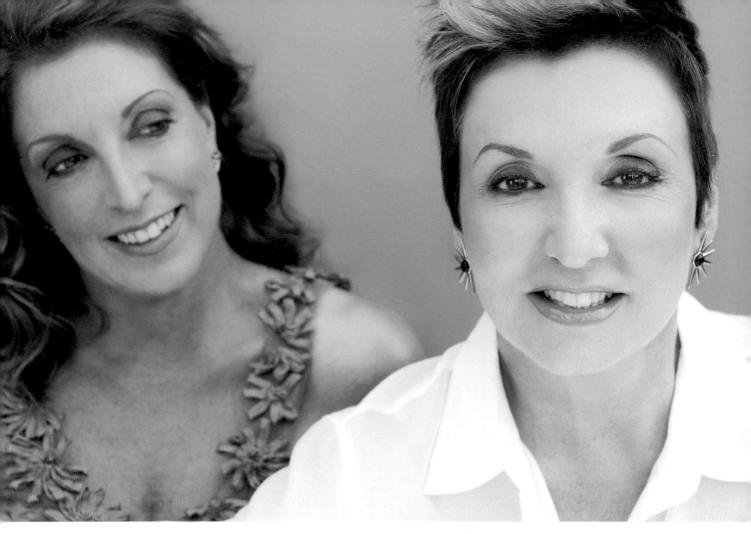

LA BOUCHE

Carole aime que sa bouche ait du volume, mais sans être criarde. Ma recette dans ce cas : naturel et brillance… Soit des caractéristiques qui s'appliquent aussi à mon amie, en fait !

1   **Crayon à lèvres** : On utilise un crayon dans les teintes de terre qui unifie le contour sans toutefois augmenter la grosseur de la bouche. Un trait mince va paraître beaucoup plus naturel qu'un trait épais : on y va de petits traits détachés, qu'on rejoint par la suite d'une fine ligne continue.

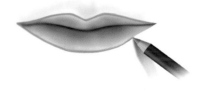

2   **Rouge à lèvres** : On applique au pinceau un rouge à lèvres clair qui se marie bien au crayon et au reste de l'ensemble du maquillage du visage. Une couleur claire n'a pas à être synonyme de fade ou éteinte : au contraire, intensité des pigments, brillance et qualité du rouge à lèvres sont de mise.

3   **Brillant à lèvres** : Finalement, le brillant, assorti au rouge à lèvres, vient rehausser le relief de la bouche.

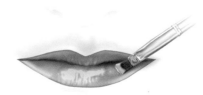

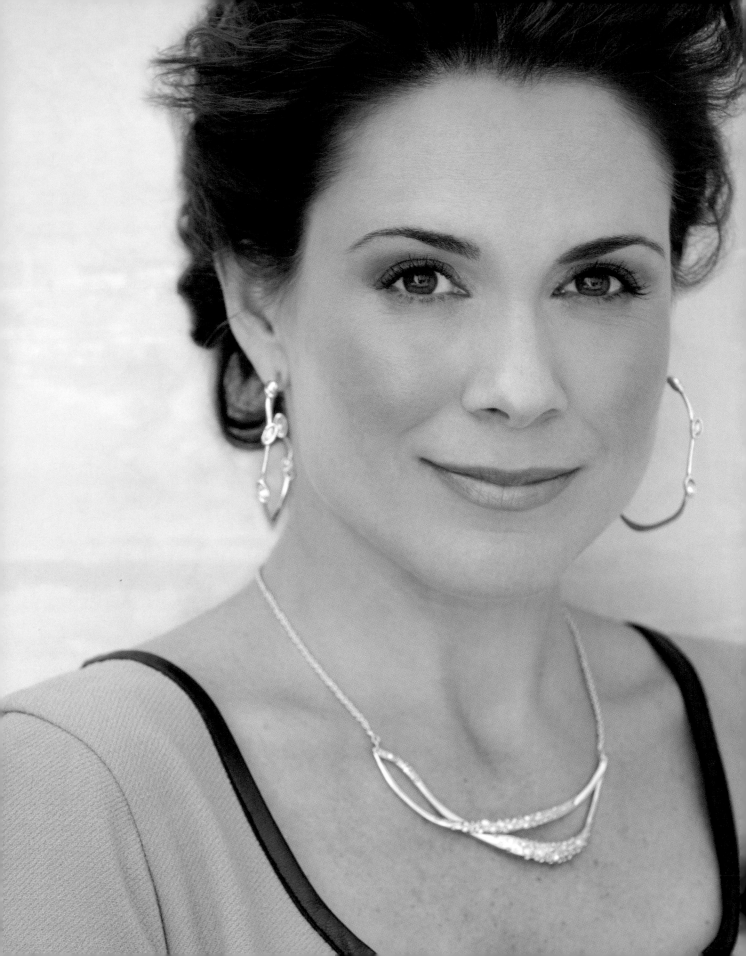

JULIE PERREAULT
SENSIBLE, FONCEUSE ET NATURELLEMENT LUMINEUSE

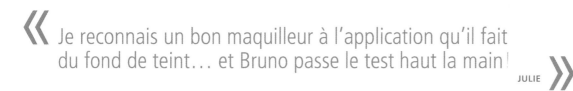

« Je reconnais un bon maquilleur à l'application qu'il fait du fond de teint… et Bruno passe le test haut la main! »   JULIE »

Contrairement à ce qu'on pourrait croire, mon premier contact avec la comédienne Julie Perreault ne s'est pas fait sur un plateau de tournage, mais plutôt par le biais de la photographie, Julie cultivant depuis des années un grand amour de la photo. Alors que je l'observais croquer des images de Véro pour son site Web, j'ai été frappé de voir combien sa sensibilité à fleur de peau et son intensité, qui donnent tant de richesse aux rôles qu'elle interprète, lui servent partout où elle passe…

C'est d'ailleurs à travers ces deux passions, le jeu et la photo, que la belle a apprivoisé le maquillage. Julie m'a confié avoir été plutôt prudente en ce domaine en début de carrière, craignant d'avoir l'air plâtrée faute de savoir doser. Au contact des maquilleurs professionnels qu'elle côtoyait pour ses projets télévisés, elle a toutefois découvert avec bonheur la magie opérée par une bonne utilisation des poudres et crèmes. Aujourd'hui, rien de plus satisfaisant pour son œil de photographe qu'une peau parfaitement unifiée et lumineuse.

Pour son plaisir personnel, elle s'est donc tout doucement mise à essayer différentes techniques, apprenant à définir son visage, à jouer avec des touches d'ombre et de lumière.

Dans sa vie de tous les jours, elle s'en tient à un style tout simple, axé sur ce qui lui plaît le plus : un teint rayonnant. D'abord, crème pour le visage et cou, puis correcteur, illuminateur et poudre compacte teintée, et finalement mascara. Prendre soin de son visage est la première chose que fait Julie le matin, en sortant de la douche. Ensuite, elle ajuste parfois son maquillage en cours de journée, s'adaptant à la situation et à ses rendez-vous. Comme pour beaucoup de femmes très occupées, sa routine doit être efficace et prendre peu de temps.

Je lui ai donc proposé de réaliser pour elle un maquillage « nu », à la fois naturel et très féminin, qui arrondit ses traits sans les dénaturer. On dit souvent que le plus beau maquillage est celui qu'on ne voit pas : c'est tout à fait ce qu'on recherche ici.

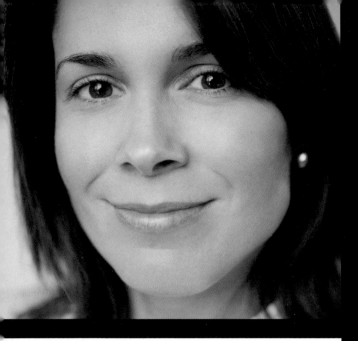

LE TEINT... À L'ÉTAT PUR

Pour un style naturel, il est primordial d'utiliser les bonnes couleur et texture de fond de teint, et d'en soigner l'application. Je recherche un effet uniforme, mais veux éviter de saturer le visage, ce qui créerait un masque lourd et inconfortable. Comme Julie a une peau très en santé et bien hydratée, c'est particulièrement facile dans son cas, mais c'est un résultat accessible pour tout le monde. Les mots d'ordre sont : qualité des produits et doigté.

UN JUSTE ÉQUILIBRE D'OMBRE ET DE LUMIÈRE

Julie a une structure faciale forte et a le potentiel de dégager aussi bien de la douceur que de la dureté : tout dépend de la façon dont on y dispose l'ombre et la lumière. Accentuer les creux et les angles lui donnerait un air sévère, voire masculin, tandis que travailler en arrondi et vers le centre du visage adoucit les contours. C'est plutôt cet effet que je vais rechercher, avec juste ce qu'il faut de modeleur en plus pour souligner ses traits sculpturaux.

DES YEUX ET DES LÈVRES SUBTILEMENT SUBLIMÉS

Le maquillage naturel, ou *nu,* est rapide à réaliser, et convient pratiquement à tous les contextes. Il met la beauté naturelle en avant-plan avec des touches discrètes de fards assortis à la carnation de la peau, dans des teintes neutres.

J'égaie parfois l'ensemble d'un peu de couleur vive, au niveau de la bouche ou des joues, par exemple. Dans le cas de Julie, j'ai préféré rester classique, avec des tons de terre; c'est plutôt en ajoutant des pigments brillants que je suis allé chercher mon coup de *glam* final.

OUTILS

Brosse à sourcils • Éponge de latex et pinceau à fond de teint • Houppette • Pinceau applicateur • Pinceaux estompeurs • Pinceau traceur biseauté • Pinceau à modeleur • Pinceau pour fard à joues • Pinceau pour illuminateur • Pinceau à lèvres

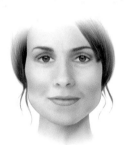

REPÈRES

- pommettes hautes et saillantes
- visage carré
- œil en amande légèrement creux

PRODUITS UTILISÉS

TEINT : Correcteur liquide
Illuminateur liquide pour les yeux
Fond de teint liquide illuminateur
Poudre matifiante

YEUX : Crayon à sourcils brun clair
Fards à paupières :
    beige clair satiné (1)
    café au lait mat (2)
    brun ombré mat (3)
Mascara très noir

EFFET CONTOUR : Modeleur brun clair
Fard à joues rose naturel mat
Fard à joues illuminateur abricot (4)

BOUCHE : Crayon à lèvres brun clair
Rouge à lèvres crémeux rose naturel

TRANSFORMATION : **Fards à paupières :**
    beige clair nacré (5)
    café au lait métallisé (6)
Brillant à lèvres ultra-lustré (7)

| 1 | 2 | 3 | 4 | 5 | 6 | 7 |

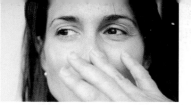
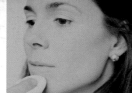
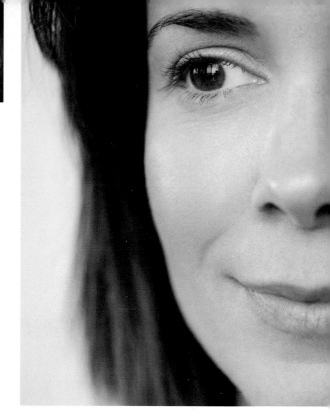

LE TEINT

Au naturel, de par la qualité de sa peau et sa morphologie, Julie est déjà très lumineuse, ce qu'on veut préserver. J'utilise donc des produits très fluides, qui glissent sur la peau et réfléchissent bien la lumière, et le tout dans des quantités minimales.

Comme je veux limiter l'utilisation du fond de teint, j'atténue d'abord les petites rougeurs avec un peu de correcteur liquide, plus une légère touche d'illuminateur, liquide lui aussi : leur effet combiné garde une belle transparence et uniformise la peau sans l'alourdir. Finalement, pour un teint pur et sans bavure, un fond de teint léger (texture liquide ou mousse) et hydratant s'avère le meilleur choix. J'ai opté pour une formule qui contient déjà de l'illuminateur, mais vous pouvez aussi mélanger une petite quantité d'illuminateur liquide à votre fond de teint habituel pour obtenir le même effet.

1   **Correcteur** : On étend soigneusement le correcteur liquide avec le bout des doigts, en tapotant et non en étalant, pour unifier le contour de l'œil sans accentuer la texture de la peau.

2   **Illuminateur pour les yeux** : Sous les yeux, on applique une très petite quantité d'illuminateur liquide par-dessus le correcteur, en ciblant les zones où cette fine peau prend une teinte bleutée.

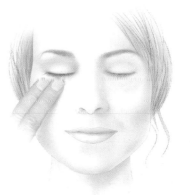

3   **Fond de teint** : On dépose d'abord quelques gouttes de fond de teint sur le dessus de la main, puis, avec les doigts ou une éponge, on en recueille un peu qu'on vient fondre à la peau en petits gestes circulaires. Une couleur claire sera plus facile à appliquer en petite quantité, car elle risque moins de créer des démarcations.

4   **Poudre matifiante** : Avec quelques petites touches de poudre translucide appliquées à la houppette, on fixe le fond de teint, et on enlève tout excès de brillance au niveau de la zone T et sur le menton.

On évite les poudres colorées ou ultra-matifiantes, qui ne sont pas compatibles avec le style *nu*.

« Quand je me maquille, j'utilise beaucoup mes doigts, mes mains : je trouve que les produits rentrent mieux dans la peau, et je sens mieux ce que je fais. »

JULIE

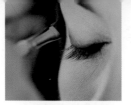

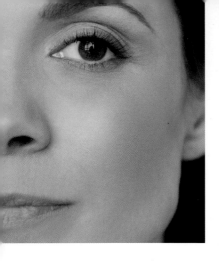

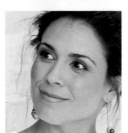

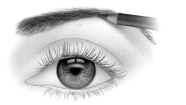

LES YEUX

Julie parle beaucoup avec ses yeux, autant lorsqu'elle est heureuse que lorsqu'elle est surprise. Ils sont naturellement grands et bien dessinés, et semblent encore plus grands à cause du menu visage qui leur sert d'écrin. Je tiens à ce que leur maquillage reste naturel, mais souligne leur expressivité et leur dessin harmonieux. C'est le secret d'un maquillage *nu* réussi : bien connaître sa morphologie, et la mettre en valeur de façon subtile, avec des couleurs discrètes.

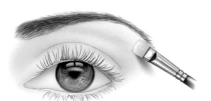

1 Crayon à sourcils : Comme les sourcils encadrent déjà bien les yeux, on utilise simplement un crayon un peu plus clair que les poils pour peaufiner leur courbe et leur symétrie.

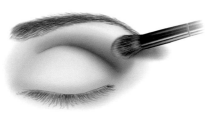

2 Fard beige clair satiné : Avec un pinceau pour fard bien imprégné de pigment, on vient placer du fard clair et satiné juste sous les sourcils sur toute la longueur de ceux-ci, en restant près de la pilosité.

Pour un œil plein d'éclat, on dépose aussi une touche de ce même fard au centre de la paupière mobile.

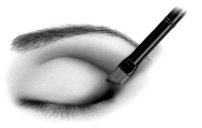

3 Fard café au lait mat : On accentue le creux au-dessus de la paupière mobile avec un fard brun café au lait. On le brouille ensuite vers le haut et vers le bas avec un gros pinceau estompeur, de façon à rejoindre en dégradé les zones de fard beige satiné.

4 Fard brun ombré mat : Tout le long des cils du haut et du bas, on applique au pinceau traceur biseauté un fard brun ombré mat, qui définit l'œil avec plus de douceur qu'un crayon pour les yeux. Du même pinceau, on vient encadrer la paupière mobile en étirant le fard vers le haut, du coin externe au milieu de l'œil. Sous les cils inférieurs, on revient plutôt avec un pinceau estompeur *smudge* pour rendre la ligne plus diffuse.

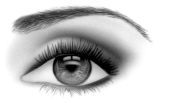

5 Mascara : Avec une brosse définissante, on vient appliquer un mascara très noir. On s'en tient aux cils de la paupière supérieure, et on s'assure de bien les séparer entre les couches de mascara.

L'EFFET CONTOUR

Ne mettez pas de côté l'effet contour sous prétexte que vous réalisez un style *nu*. Bien utilisés, leur effet délicat rehausse les traits, et attire le regard sur les zones que l'on veut mettre à l'avant-plan. En premier lieu, misez sur les zones d'ombres et de lumières naturelles, et évitez de trop accentuer ce qui est déjà bien défini pour ne pas durcir la physionomie.

Ainsi, je ne mets aucun fard foncé dans le creux des joues de Julie, bien découpé par des pommettes saillantes; le modeleur servira surtout à estomper les contours du visage. J'applique ensuite sur le haut des joues un fard brillant, qui vient à la fois les colorer et amplifier leur arrondi, tout en concentrant la lumière vers le milieu du visage.

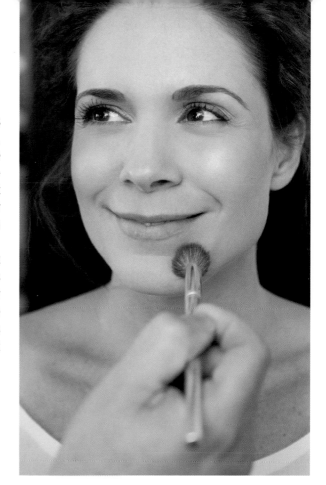

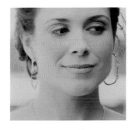
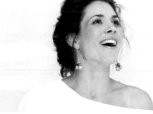

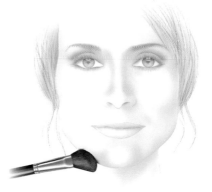

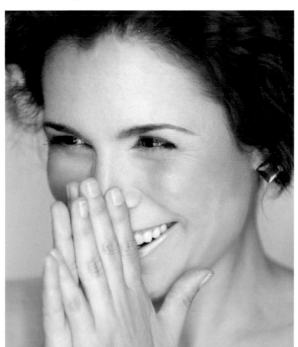

1 **Modeleur** : Muni d'un pinceau à modeleur assez fin, on vient porter un peu de modeleur brun sur les ailes du nez, des sourcils aux narines. Un peu de modeleur glissé le long de la mâchoire et à la pointe du menton permettra d'adoucir ces lignes fortes.

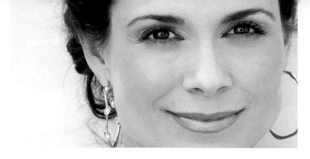

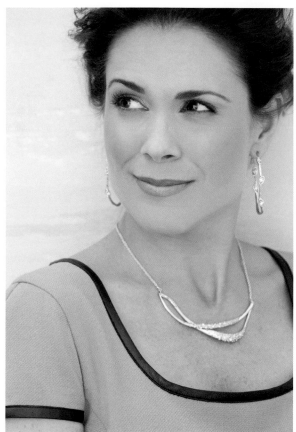

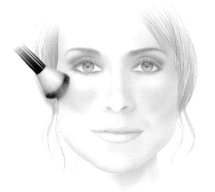

2 **Fard à joues** : On colore légèrement le devant de la joue avec un fard mat, d'une couleur assortie au teint. On en balaie des tempes au pommettes, avec un gros pinceau, en restant assez haut sur la joue.

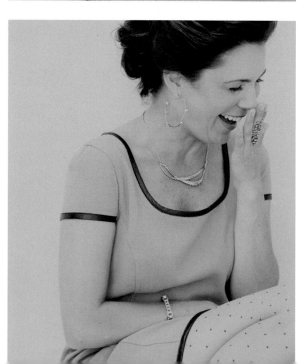

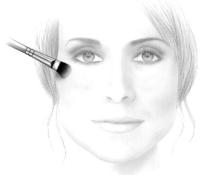

3 **Fard à joues illuminateur** : Pour des pommettes bien arrondies, un peu de fard illuminateur fait le travail. On l'applique surtout dans la zone vis-à-vis de l'œil, vers le centre du visage, et on remonte un peu vers le coin extérieur des yeux, en suivant l'os. Un pinceau pour fard illuminateur conviendra parfaitement à l'application sur cette zone étroite.

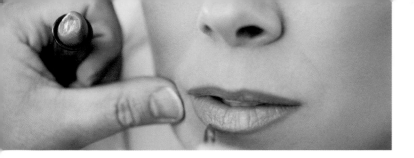

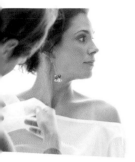

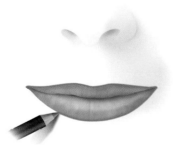

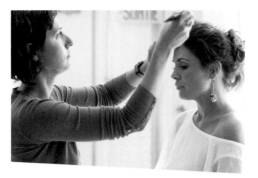

LA BOUCHE

La bouche de Julie est très bien dessinée, large, charnue, et équilibrée aussi bien en haut qu'en bas. Question de jouer à fond la carte du style *nu,* je suis resté dans des teintes de rose très naturelles, qui rehaussent discrètement la couleur de la bouche. Une couleur plus *punch*ée aurait aussi pu fonctionner, mais il faut alors miser sur la transparence, sans quoi, on crée un bloc de couleurs qui contraste avec le reste du maquillage.

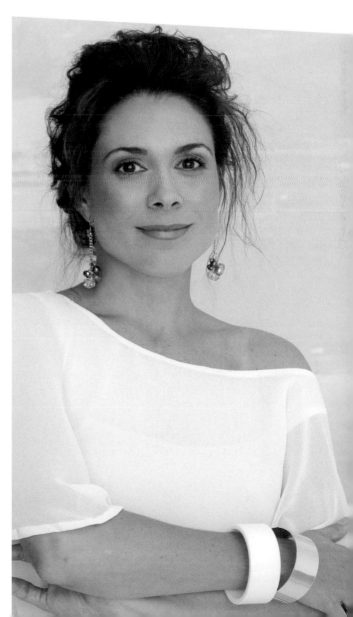

1 **Crayon à lèvres** : On trace une fine ligne d'un rose tirant sur le brun tout le long des lèvres, ce qui vient amplifier légèrement leur volume.

2 **Rouge à lèvres** : Au pinceau, on applique à l'intérieur de la zone définie par le crayon un rouge à lèvres crémeux hydratant, d'un rose à peine plus foncé que les lèvres.

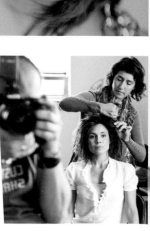

> « Amusez-vous à essayer de multiples variations en jouant avec les dosages : le maquillage "nu" est idéal pour ces expérimentations. »
>
> BRUNO

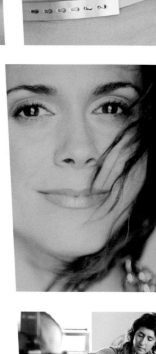

TRANSFORMATION :
UNE BEAUTÉ SURNATURELLE

Pour faire passer ce maquillage du jour au soir en un tournemain, on ajoute juste un peu de fards brillants par-dessus les couleurs mates : et voilà, une étoile est née !

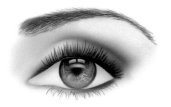

1 Fard beige clair métallisé : On fait un œil éblouissant en ajoutant un fard beige nacré par-dessus le fard beige satiné, c'est-à-dire sur la paupière mobile et sous le sourcil. On en glisse aussi un peu autour du coin intérieur de l'œil.

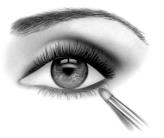

2 Fard café au lait métallisé : Au *smudge*, on ajoute un trait de fard café au lait brillant sous l'œil, pour lui donner plus de définition.

3 Brillant à lèvres : Pour une bouche qu'on dirait en sucre d'orge, on applique un brillant ultra-lustré. Inutile d'en mettre beaucoup : c'est la qualité du produit qui fait la différence.

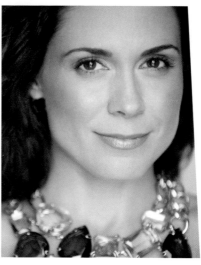
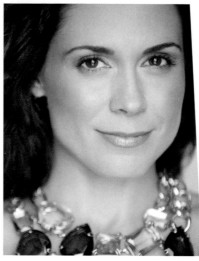
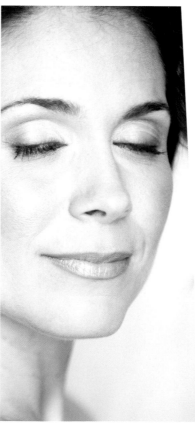

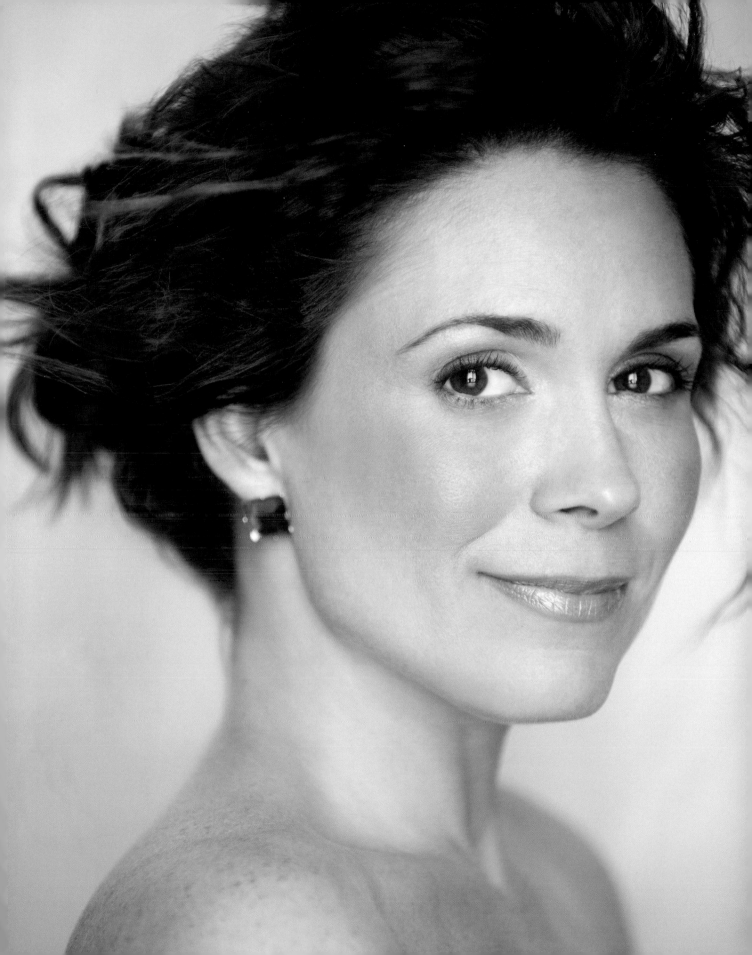

MARIANNE ST-GELAIS
DÉTERMINÉE, DISCIPLINÉE ET TOUJOURS EN MOUVEMENT

Aux Jeux olympiques de Vancouver, en 2010, la patineuse Marianne St-Gelais a célébré en grand son vingtième anniversaire en s'offrant la médaille d'argent au 500 mètres. Une semaine plus tard, elle remettait ça en montant à nouveau sur la deuxième marche du podium, cette fois avec l'équipe de relais canadienne. Quand je l'ai rencontré, j'étais déjà soufflé par ses prouesses en patinage de vitesse… mais c'est par son sourire contagieux que j'ai été irrémédiablement conquis. J'ai vite découvert que, tout comme Véro, l'athlète a le bonheur facile, et le don d'en faire bénéficier son entourage!

Pas étonnant, puisque Marianne se dit très bien dans sa peau, et parfaitement consciente que son sourire autant que ses yeux sont de précieux atouts. Atouts qu'elle aime bien au naturel : elle se maquille en effet rarement au quotidien, à part pour un peu de brillant à lèvres. Ses journées sont rythmées par les entraînements et les compétitions, et un maquillage élaboré n'y résisterait tout simplement pas, en plus d'être une source de distraction. Et en cas de rencontre impromptue avec les médias, elle fait comme bien des sportives et se fie à son attachée de presse… pour l'instant!

En effet, comme elle envisage une deuxième carrière dans les communications une fois clos le chapitre sportif de sa vie professionnelle, la dynamique blonde veut apprendre, question de savoir quels styles l'avantagent, et comment manier les pinceaux pour y arriver. Sur le circuit des coupes du monde, elle fait donc appel à l'expérience de ses collègues, tandis que sur les plateaux de tournage, elle recueille les conseils des pros sur les produits et techniques à utiliser… Malgré son horaire chargé, elle a donc sauté sur l'occasion quand je l'ai invité à participer à mon livre. Déterminée, vous dites? Je rajouterais : impossible à arrêter.

Marianne, c'est aussi la belle fille d'à côté qui nous fait craquer en toute simplicité. Je lui ai proposé un maquillage léger et féminin, facile à réaliser et confortable à porter : un style qui convient bien à son teint clair… et à son peu de temps libre! Elle a encore peu de sessions de photos à son actif, mais avec sa beauté et son charisme naturels, je suis convaincu qu'elle saura transcender l'œil de la caméra et être une fois de plus une source d'inspiration pour beaucoup de femmes.

« Je suis une fan finie des brillants à lèvres!
J'en ai de toutes les sortes, de toutes les couleurs et avec tous les parfums…
MARIANNE »

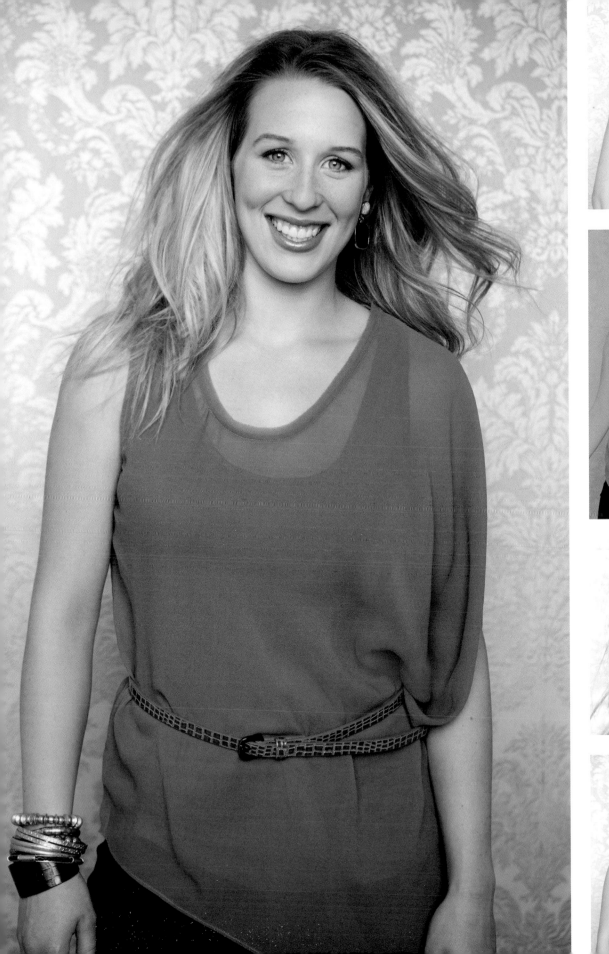
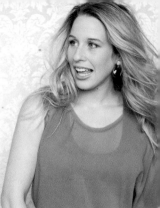
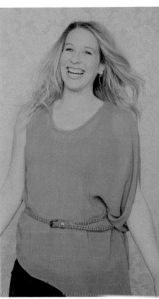
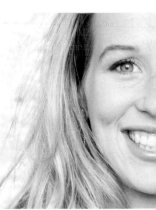
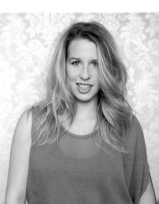

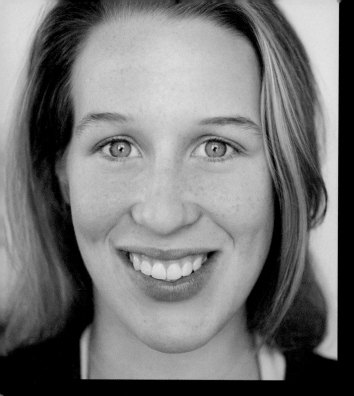

BICHONNER UN TEINT DE BLONDE ET ACCENTUER LES SOURCILS

Marianne est une vraie blonde, au teint clair qui rougit facilement au soleil, et sa peau est sensible. J'ai donc choisi un fond de teint très léger et hydratant, bien assorti à sa carnation, qui préserve l'éclat de santé de son teint de sportive.

Des cheveux clairs s'accompagnent souvent de sourcils pâles, peu définis. On peut les accentuer un peu pour mieux encadrer l'œil, mais le crayon ne doit pas être apparent. Comme les sourcils de Marianne sont légèrement éloignés l'un de l'autre, on va du même coup rectifier subtilement leur ligne.

DONNER DE LA COULEUR... AVEC MODÉRATION

Les pigments créant un contraste fort sur une peau claire, il suffit de très peu de fard (et de temps!) pour donner plus de caractère à un visage comme celui de Marianne. Dépasser la mesure risquerait de la rendre méconnaissable. Même chose si on utilise un modeleur : une touche suffit.

FAIRE BRILLER SON SOURIRE CONTAGIEUX

Avec sa bouche pulpeuse tendue par une forte dentition, Marianne affiche un sourire permanent qui fait tourner les têtes. Comme c'est une athlète de haut niveau toujours en mouvement, le brillant à lèvres est l'outil parfait pour accentuer ce que la nature lui a généreusement accordé. On peut ainsi mettre en valeur la bouche, sans pour autant l'alourdir d'une couleur ou d'une texture forte.

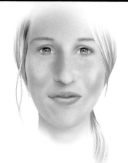

REPÈRES

- teint clair de blonde
- bouche pulpeuse
- visage ovale étroit
- œil tombant

PRODUITS UTILISÉS

TEINT : Correcteur liquide
Fond de teint liquide
Poudre translucide compacte

YEUX : Crayon à sourcils blonds
Fards à paupières :
    noir pailleté d'or (1)
    bleu turquoise métallisé (2)
    rose clair mat (3)
    améthyste métallisé (4)
Mascara très noir

EFFET CONTOUR : Fard à joues en mousse

BOUCHE : Brillant à lèvres rose bonbon (5)

OUTILS

Brosse à sourcils • Pinceau à fond de teint • Houppette • Pinceau traceur biseauté • Pinceaux estompeurs • Pinceau applicateur • Pinceau à lèvres

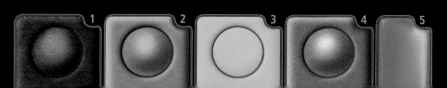

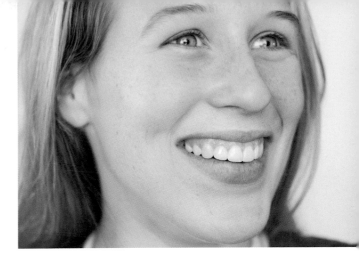

LE TEINT

Marianne a une peau splendide bien que fragile, et je veux avant tout m'assurer de laisser transparaître la fraîcheur de son teint. Au quotidien, elle porte rarement du maquillage, et se contente de protéger son visage contre les éléments. Pour ne pas trop bousculer ses habitudes, je lui ai donc proposé un fond de teint ultra-léger, très hydratant et additionné d'écran solaire. Ce produit va protéger sa peau et lui donner encore plus de luminosité, sans en masquer le naturel.

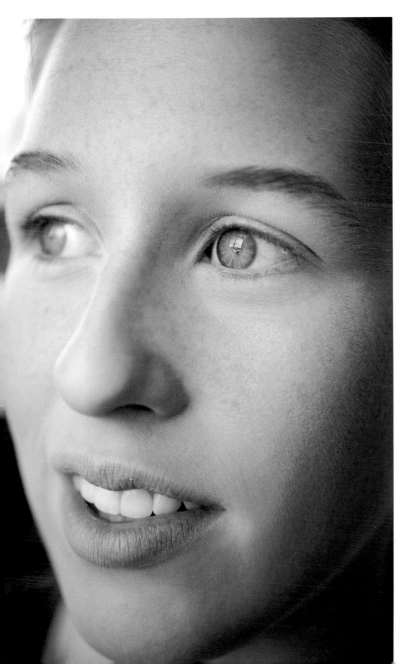

1 Correcteur : On utilise un produit diaphane qu'on dépose seulement où l'on veut atténuer des rougeurs ou des décolorations. Pour les blondes, ça veut souvent dire autour des yeux, pour uniformiser la teinte de la fine paupière rosée avec le reste du visage.

2 Fond de teint : On applique avec les doigts (ou au pinceau, pour un effet plus couvrant) un fond de teint liquide léger, d'une couleur claire. On étire un peu de produit sur le bord de la mâchoire et le haut du cou.

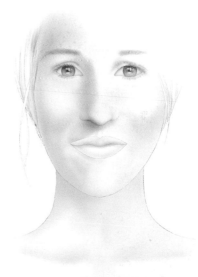

Si le décolleté est visible, on peut aussi en mettre un peu au niveau du sternum, et bien le fondre à la peau avec les doigts.

3 Poudre translucide : Avec une petite quantité de poudre microfine, on fixe le fond de teint. Comme on a mis peu de fond de teint, et que la peau n'est pas particulièrement grasse, on utilise un minimum de poudre, que l'on dépose à la houpette.

« Les fards métallisés ont tendance à être très volatils et à se déposer comme un voile brillant, peu opaque. Pour un effet plus saturé, on peut mouiller le pinceau avant de le plonger dans le fard. BRUNO »

LES YEUX

Impossible de rester de glace devant les yeux gris-bleu de Marianne. Pour les amener à leur plein potentiel, je les ai rehaussé avec des teintes pastel assez douces, qui font ressortir la couleur de ses iris, tout en allégeant sa paupière supérieure. Un peu de mascara et de noir près des cils contribue aussi à donner plus d'intensité. J'ai préféré un fard noir pailleté d'or à un fard mat : l'effet est plus léger, lumineux, et va avoir moins tendance à vieillir le regard.

Je voulais également plus de structure pour ses sourcils clairs, mais sans procéder à une épilation fine et radicale de ceux-ci. À mon sens, aucune loi ne régit le degré d'épilation : il s'agit de faire selon ses goûts et sa personnalité. J'ai donc simplement utilisé un crayon à sourcils spécialement conçu pour les femmes blondes, avec lequel j'ai pu rapprocher les sourcils tout en renforçant subtilement leur définition.

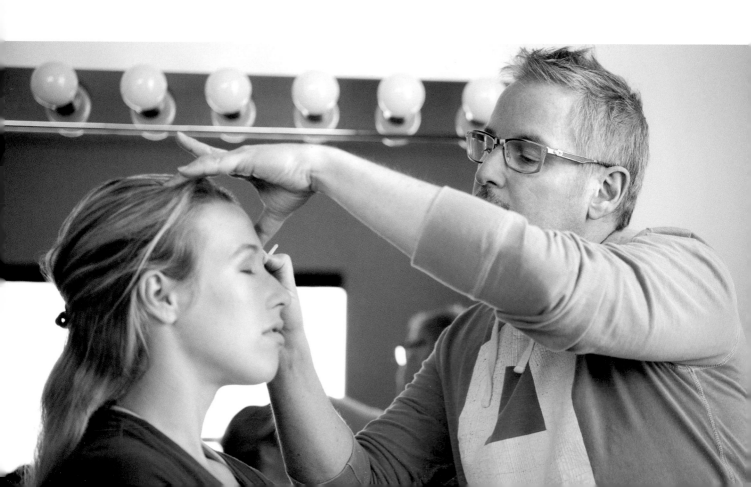

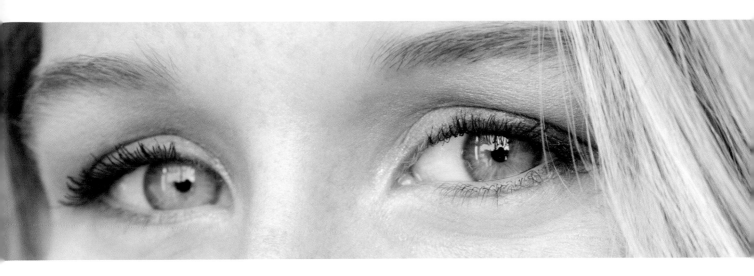

<< Ce que je préfère dans mon visage ? Mes yeux, je crois… MARIANNE >>

1   **Crayon à sourcils** : Avec un crayon ou un fard à sourcils assez pâle, on trace à l'intérieur du sourcil de
façon à combler la ligne. Inutile d'appuyer fort ou d'en
mettre beaucoup : un peu de couleur suffit à ajouter
de la définition, et le trait ne doit pas être apparent. Si
les sourcils sont légèrement distants, comme ici, on colore leur ligne vers l'intérieur jusqu'aux derniers petits
poils, toujours en douceur.

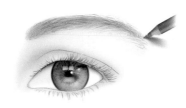

2   **Fard noir pailleté d'or** : On trace d'abord une ligne
fine et peu opaque le long des cils supérieurs, avec
un pinceau traceur biseauté. Pour ouvrir davantage le
regard, on étire ensuite les pigments vers le haut au
coin extérieur.

Sous les cils du bas, dans la moitié extérieure de l'œil,
on esquisse aussi un trait s'épaississant vers le coin.

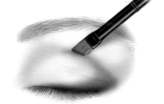

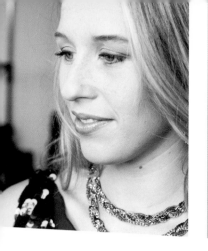

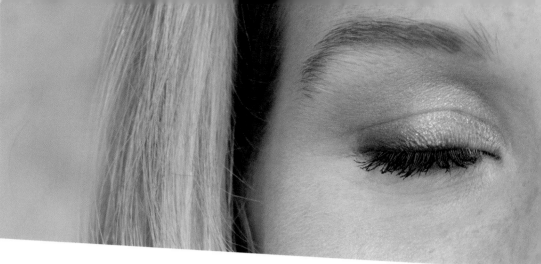

3 **Fard bleu turquoise métallisé** : Avec un pinceau estompeur touffu, on creuse la partie médiane de l'œil avec un fard bleu métallisé. On commence sous le coin interne du sourcil, dans le creux, puis on dégrade la couleur en glissant vers le coin extérieur de l'œil. Afin de donner plus d'importance à la zone des yeux et d'alléger la paupière supérieure, on étire un peu de pigment brillant vers la tempe et vers le haut.

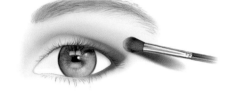

4 **Fard rose clair mat** : Juste sous le sourcil, au niveau de l'angle, on place avec un pinceau applicateur une légère touche de fard clair, qui vient créer un point de lumière. Le rose employé ici peut être remplacé par une autre couleur pâle qui réfléchira bien la lumière.

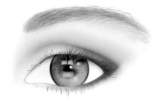

5 **Fard améthyste métallisé** : Entre les fards rose et bleu, sur la paupière supérieure, on dépose à l'estompeur un voile de poudre améthyste métallisé. On en balaie aussi une petite quantité sur la paupière mobile.

Pour un regard encore plus étincelant, on peut aussi ramener un peu de fard améthyste sous l'œil, en passant par le coin intérieur.

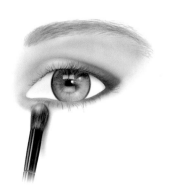

6 **Mascara** : On applique sur les cils supérieurs un mascara très noir avec une brosse qui sépare bien les cils et donne une définition extrême.

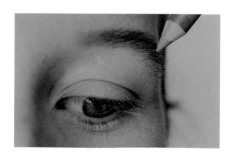

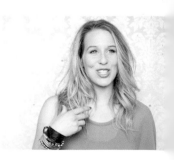

> **《** N'utiliser que les produits nécessaires à l'effet recherché, et bien les doser : c'est selon moi la meilleure façon de laisser rayonner votre beauté naturelle ! BRUNO **》**

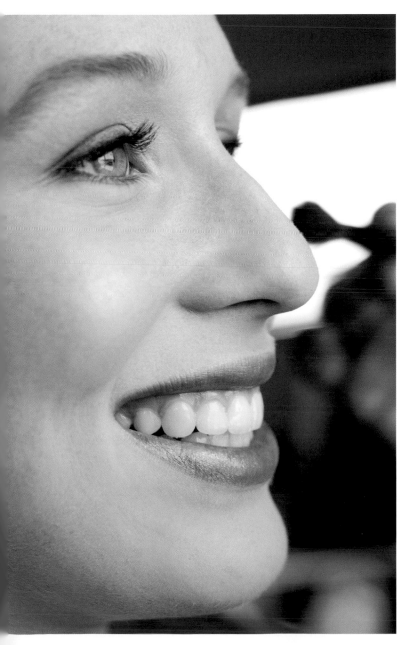

L'EFFET CONTOUR

On utilise généralement moins de modeleur sur un visage jeune que sur un visage mature. Dans le cas de Marianne, qui a un visage ovale un peu étroit, j'aurais pu ombrer un peu le front à la racine des cheveux, et la pointe du menton, mais j'ai choisi de ne pas le faire. Je me suis contenté de rehausser ses pommettes d'un pois de fard à joues rosé en mousse, un produit hydratant, simple à travailler et confortable. Comme Marianne a déjà des pommettes bien arrondies, j'ai pris un fard plus satiné que nacré : on veut souligner le volume, mais pas l'exagérer.

1 **Fard à joues** : On applique sur les joues un fard d'un rose éclatant qui va égayer le teint. La texture mousse le rend facile à appliquer sans pinceau : on en dépose avec les doigts sur le dessus de la pommette, puis on l'étend dans un mouvement circulaire.

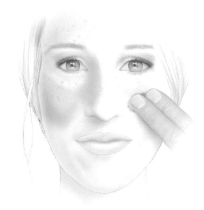

LA BOUCHE

Souvent, les femmes qui se maquillent peu vont trouver l'effet du rouge à lèvres trop intense, ou n'aimeront pas la sensation de celui-ci sur leur bouche. Si c'est votre cas, ne vous sentez pas obligée d'en mettre : le brillant à lèvres seul peut très bien faire l'affaire pour finaliser votre *look*. Pour Marianne, j'en ai choisi un très brillant et tirant sur le fuchsia, qui va bien s'agencer au maquillage des yeux, mais il aurait tout aussi bien pu être plus transparent : prenez votre préféré !

1   **Brillant à lèvres** : Avec l'applicateur inclus ou un pinceau à lèvres, on recouvre les lèvres supérieure et inférieure d'une fine couche de brillant.

Pour assurer une meilleure tenue, on peut également commencer par définir la bouche avec un crayon correcteur, ou encore avec un crayon à lèvres lustré.

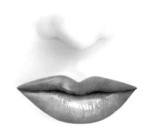

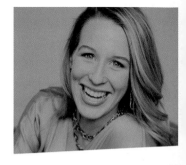

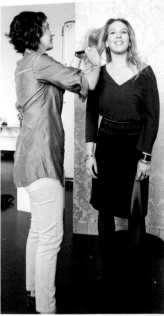

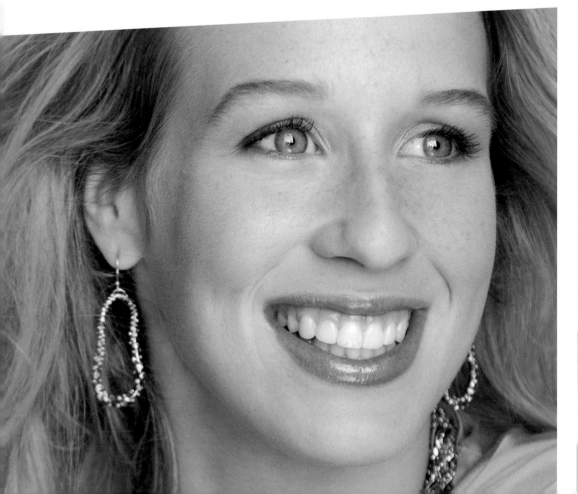

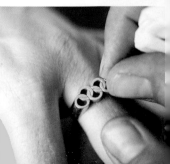

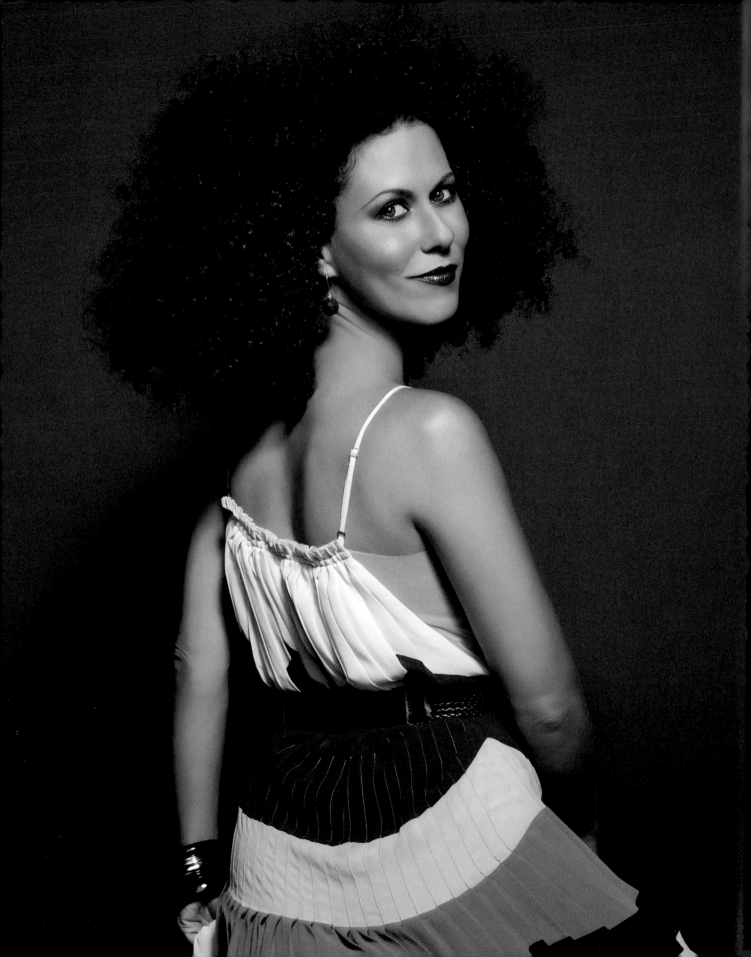

ISABELLE PELLETIER
VIVE, CRÉATIVE ET FEMME D'ACTION

« On m'a dit récemment que ma vie, c'était du papier ! C'est vrai que je me promène souvent avec six carnets de notes différents… **ISABELLE** »

Je connais Isabelle depuis près de 25 ans ! Alors qu'on travaillait tous les deux sur l'émission *Coup de foudre*, elle à la production et moi au maquillage, notre belle équipe de travail est rapidement devenue un tandem amical. À l'époque, la toute jeune Isabelle était partout, partageant son temps entre ses études universitaires et son travail de relations publiques, en plus de collaborer à la petite agence de publicité que possédait alors sa mère, Marcelle. C'est d'ailleurs de celle-ci qu'elle a hérité à la fois son sens des affaires et son goût de se sentir toujours à son meilleur physiquement !

Que ce soit par des exercices de yoga ou une séance de maquillage, Isabelle associe le soin de soi au respect. Respect à tous les niveaux : pour elle-même, pour les gens avec qui elle fait affaires… Il faut dire qu'avant de se plonger dans l'écriture de la série *Mirador* avec son conjoint, Isabelle a dirigé et géré pendant 20 ans sa propre boîte de marketing, qui comptait plus d'une trentaine d'employés : elle connait la valeur de l'emballage.

Depuis qu'elle se consacre à l'écriture (et à l'éducation de quatre enfants), Isabelle avoue bien honnêtement ne plus dédier beaucoup de temps au maquillage. Par contre, elle n'a pas pour autant cessé de prendre bien soin de son corps : après tout, comme elle le dit si bien, il a donné naissance à ses enfants et lui permet d'accomplir quotidiennement de grandes et belles choses !

Pour son joli minois au teint frais, elle est fidèle à une bonne crème hydratante, une routine de démaquillage rigoureuse et quelques produits cosmétiques qui rehaussent sa beauté naturelle sans la masquer. Sa mère lui a toujours dit que sa plus belle parure est son sourire, et c'est aussi ce qu'Isabelle préfère dans son visage… je l'ai d'ailleurs rarement vue sans rouge à lèvres ! Ça tombe bien, une bouche écarlate est un ingrédient parfait pour le style que je lui propose, un maquillage charbonneux inspiré d'un voyage que nous avons fait en Espagne il y a quelques années. Olé !

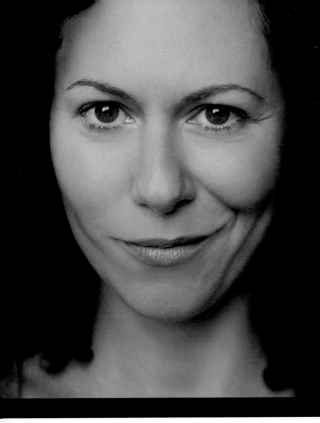

MAGNIFIER LA LUMINOSITÉ DE LA PEAU

La peau d'Isabelle est sublime, pleine de vitalité et avec des pores très fins. Une petite quantité de fond de teint suffira pour l'uniformiser, je pourrai donc me permettre d'y aller un peu plus fort avec les autres produits, qui vont renforcer les airs latins d'Isabelle et son style bohémien. Mélangé au fond de teint, l'illuminateur liquide va éclairer son visage, alors que la poudre bronzante bazanera le teint tout en renforçant les traits.

OSER LE GRAND JEU AUTOUR DES GRANDS YEUX

Isabelle a de très grands yeux, et l'espace entre l'œil et le sourcil offre beaucoup de latitude pour le maquillage. Elle qui met rarement du mascara, elle a accepté cette fois d'y aller à fond… j'en ai donc profité pour orner ses paupières d'un dégradé de couleurs soutenues! J'ai utilisé des fards qui ont une certaine brillance, dans des tons de brun et de vert qui rappellent l'iris d'Isabelle – on vise un *smoky* d'inspiration plus gitane que vampirique.

NE PAS OUBLIER LA BOUCHE GOURMANDE

Maquillage des yeux forts égale bouche discrète? Pas nécessairement! Je sais, je le fais moi-même dans un autre chapitre… c'est bien la preuve qu'en maquillage, il n'y a pas de règles, que des guides! En fait, une bouche pâle aurait détonné dans ce maquillage. J'ai donc opté pour un rouge bourgogne satiné, qui fait ressortir la si jolie forme de la bouche d'Isabelle, en plus de donner du volume à sa lèvre supérieure.

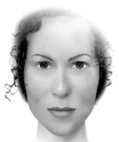

REPÈRES

- visage ovale tirant sur le losange
- teint méditerranéen
- œil en amande légèrement creux
- bouche en cœur

PRODUITS UTILISÉS

TEINT :	Correcteur liquide
	Fond de teint
	Illuminateur liquide
	Poudre matifiante
EFFET CONTOUR :	Poudre bronzante mate
	Fard à joues illuminateur
YEUX :	Crayon à sourcils sable
	Fards à paupières :
	vert sombre (1)
	vert jungle brillant (2)
	bronze (3) et doré (4)
	Crayon gras pour les yeux
	Mascara très noir
BOUCHE :	Crayon à lèvres bourgogne
	Rouge à lèvres bourgogne satiné (5)
TRANSFORMATION :	**Paillettes vertes**

OUTILS

Brosse à sourcils • Éponge de latex • Houppette • Pinceau à modeleur • Pinceau pour fard à joues • Pinceaux applicateurs • Pinceau estompeur • Pinceau à lèvres

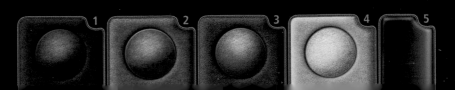

LE TEINT

Isabelle est un bel exemple d'une saine hygiène de vie qui porte ses fruits : sa peau est d'une qualité exceptionnelle, et son teint rayonne de santé. Elle n'a pratiquement pas besoin de correcteur, et le fond de teint sert plutôt de base au maquillage que d'uniformisateur. Comme les yeux et la bouche seront intenses, dans des couleurs foncées, j'utilise un illuminateur de teint pour équilibrer le tout.

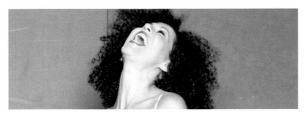 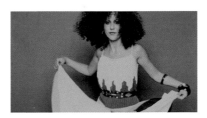 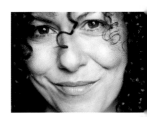

1   **Correcteur** : Sous les yeux, on y va avec une légère touche d'un correcteur liquide tirant sur le doré, pour faire disparaître la teinte bleutée de cette peau très fine.

2   **Fond de teint et illuminateur** : Avec les doigts ou une éponge, on applique sur tout le visage une petite quantité de fond de teint mélangé à un illuminateur liquide : la peau réfléchira plus la lumière, sans être épaissie par une couche d'illuminateur en poudre.

3   **Poudre matifiante** : Si on a utilisé très peu de fond de teint et de correcteur, on fait la même chose avec la poudre matifiante, qui sert surtout à fixer les produits liquides et à limiter la brillance due au sébum. À la houppette, on se contente d'en déposer un fin voile sur tout le visage.

» Ce n'est pas parce qu'on réalise un maquillage fort qu'on doit surcharger la peau : au contraire, un teint frais et lumineux mettra en valeur le reste du maquillage. »
BRUNO

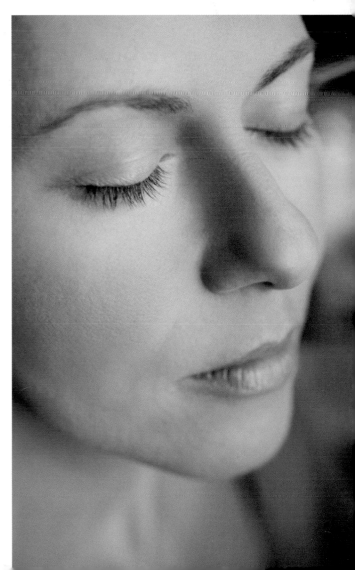

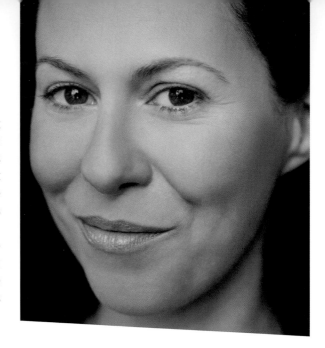

L'EFFET CONTOUR

Pour savoir où appliquer le modeleur, il faut bien connaître la morphologie de son visage. Celui d'Isabelle étant plutôt étroit, avec des pommettes qu'on dirait déjà sculptées, j'évite de l'écraser avec un excès de modeleur, et j'y vais d'une touche de poudre bronzante mate sous les pommettes et près de la pointe du nez, dont on affine ainsi le bulbe.

Comme on vise un *look* estival, aux épaules dégagées, il faut penser à assortir aussi le haut du buste : pour le cou, un peu de poudre bronzante seulement, et pour faire briller les clavicules et les épaules, un soupçon d'illuminateur.

1 **Poudre bronzante** : Au moyen d'un pinceau à modeleur à poils longs et souples et de poudre bronzante mate, on affine le bulbe du nez en l'encadrant de modeleur, puis on estompe en remontant le long des ailes. Avec les mêmes outils, on creuse un peu la joue juste sous la pommette, en balayant de l'avant vers l'arrière.

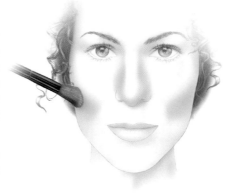

Pour le cou, on garde la main légère, en mettant juste un peu de poudre dans la zone sous le menton et dans le haut du cou, et on estompe vers le bas.

2 **Fard à joues** : Au niveau des pommettes, en suivant l'os zygomatique, on applique au pinceau un fard à joues rosé contenant de l'illuminateur. Comme l'effet varie selon l'éclairage, on y va avec parcimonie, et on en rajoute plus tard au besoin.

Si les épaules et les clavicules sont découvertes, on y dépose aussi un peu d'illuminateur.

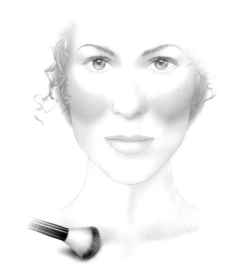

> « Mes deux incontournables de maquillage, ce sont mon cache-cernes et mon baume à lèvres… Le mascara, moins, comme j'ai déjà des cils très fournis. »
> ISABELLE

LES YEUX ET LES SOURCILS

Alors là, on a sorti la totale : couleurs fortes, brillance, effet *smoky*… Pour être sûre d'être satisfaite du résultat le grand soir, pratiquez votre technique au préalable : quelques tentatives peuvent être nécessaires pour un résultat juste assez brouillon, mais pas barbouillé. Je vous conseille avant tout de bien estomper les démarcations entre les couleurs, et de commencer avec peu de pigment, quitte à en ajouter par la suite. Les coupures trop évidentes vont produire un effet plutôt grossier, plus clownesque qu'élégant.

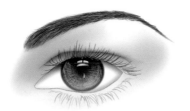

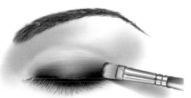

1 **Crayon à sourcils** : On remplit, avec un crayon de la même couleur que la pilosité, la ligne du sourcil de façon à l'épaissir un peu et à en faire ressortir la structure. Les sourcils sont un cadre pour les yeux : avec un maquillage fort, il faut un cadre solide.

2 **Fard vert sombre** : On commence par définir la forme de l'œil avec la couleur la plus foncée, ici un vert sombre satiné. Du bout d'un pinceau applicateur assez touffu, on trace une ligne diffuse et épaisse le long des cils supérieurs, qu'on continue d'un trait plus fin sous l'œil. On évite le coin intérieur : de la couleur très foncée dans cette zone rapprocherait les yeux, un effet qu'on ne recherche pas dans le cas d'Isabelle.

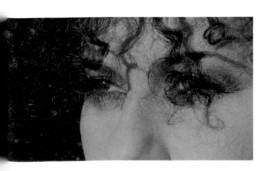

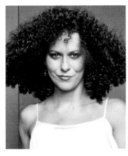

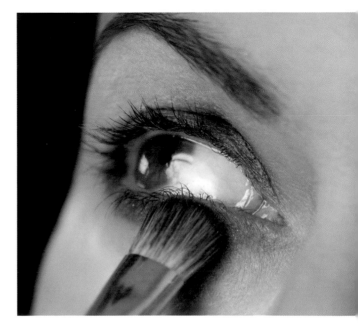

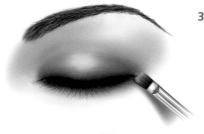

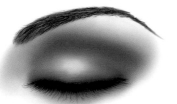

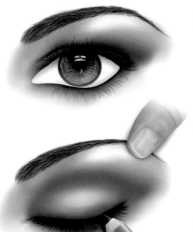

3 Fard vert jungle brillant : Toujours au moyen d'un pinceau applicateur, un peu plus touffu et souple que le premier, on recouvre la paupière mobile d'un vert très brillant, qu'on estompe vers le haut au niveau du creux. De la pointe du pinceau, on ramène un peu de couleur sous l'œil, et on en dépose un peu aux deux coins.

4 Fard bronze : Dans le creux et sous l'arcade, à partir du premier tiers de l'œil, on applique au pinceau estompeur *smudge* un pigment bronze qui vient encadrer le vert jungle et agrandir la zone des yeux vers l'extérieur. On brouille ensuite la démarcation entre le vert et le bronze. Pour donner plus de profondeur au regard, on peut aussi ajouter une touche de bronze sous l'œil, au centre.

5 Fard doré : Le doré, très pâle et lumineux, ajoute de l'éclat à l'œil; avec un pinceau aplicateur, on part du coin intérieur, on glisse en montant jusqu'au sourcil, puis on suit la ligne de celui-ci vers l'extérieur. Le doré ne touche pas le coin extérieur de l'œil : il s'arrête plutôt au-dessus du bronze, près de la tempe.

6 Crayon gras pour les yeux : Tout le tour de l'œil, en insistant plus près du coin extérieur, on passe un trait de crayon noir gras. Une pointe grasse n'a pas besoin d'être particulièrement aiguisée : c'est précisément l'effet « flou » qu'on recherche.

7 Mascara : On y va allègrement de plusieurs couches de mascara très noir sur les cils supérieurs et inférieurs. Entre chaque application, on passe un peigne dans les cils pour éviter de les agglutiner.

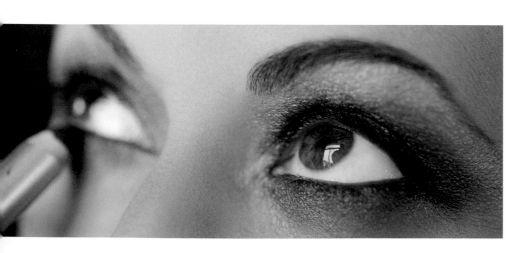

LA BOUCHE

Marcelle a bien raison : difficile de ne pas succomber au sourire d'Isabelle ! Pour le mettre en valeur, je l'ai coloré de rouge foncé, un bourgogne riche et gourmand. Une texture mate aurait asséché la bouche et donné un air sévère, tandis que cette formule crémeuse au fini luisant assure à Isabelle une bouche sensuelle et pulpeuse à souhait.

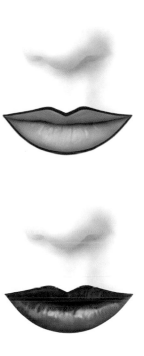

1 **Crayon à lèvres** : On trace tout le contour de la bouche avec un crayon exactement de la même couleur que le rouge à lèvres qu'on va utiliser. On accentue la forme de cœur de la bouche en épaississant un peu le centre de la lèvre inférieure, et en exagèreant un peu les pointes de la lèvre supérieure.

2 **Rouge à lèvres** : Au pinceau, on recouvre les deux lèvres d'un rouge à lèvres crémeux, en veillant à rester à l'intérieur du contour tracé. Pas de flou ici : les bavures seraient très apparentes.

>> Une couleur foncée exige deux choses : une grande précision dans l'application… et de fréquentes retouches. **BRUNO** >>

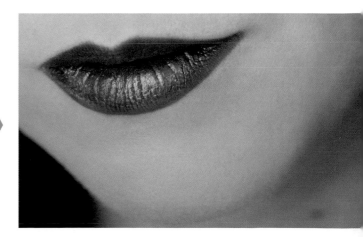

« Faites briller votre regard de mille feux en ajoutant des paillettes fines sous l'œil et le long des cils supérieurs – un style extravagant plutôt adapté aux sorties sous les lumières artificielles de la nuit. **BRUNO** »

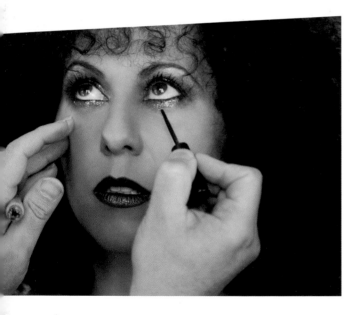

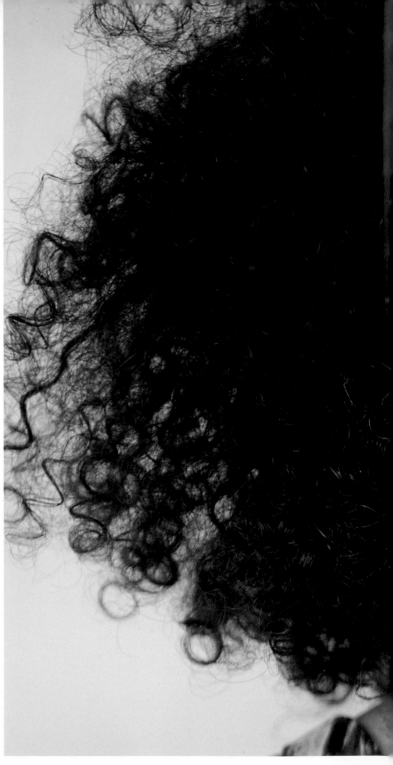

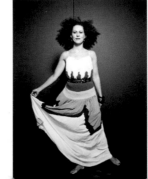

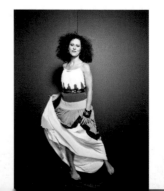

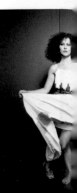

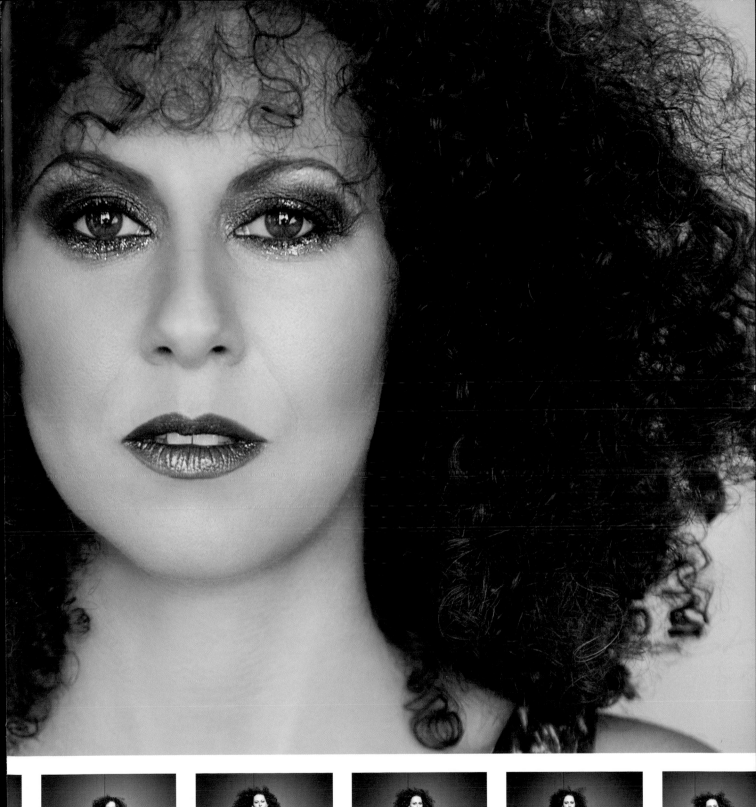
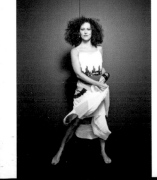
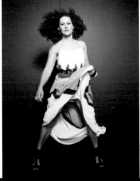
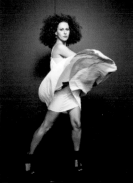
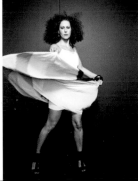
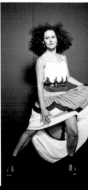

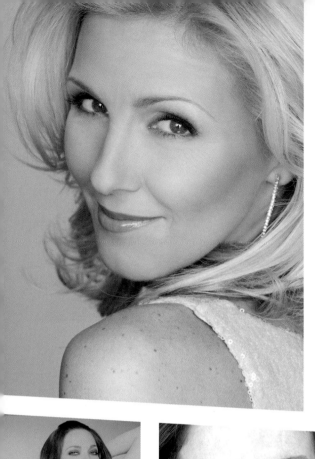
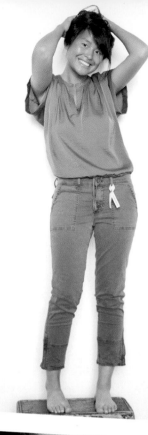
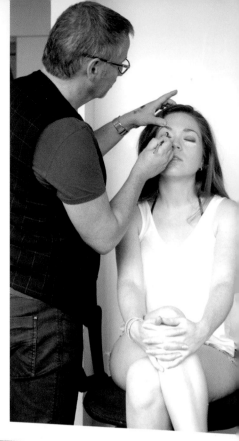
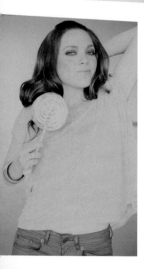
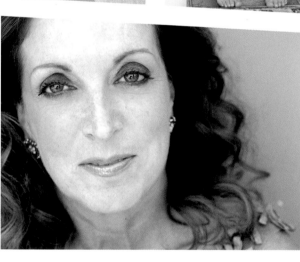
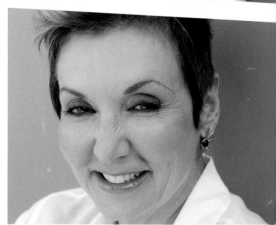
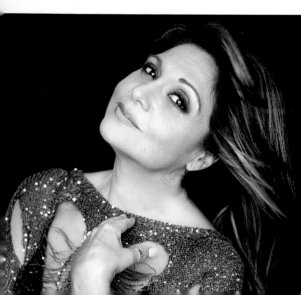
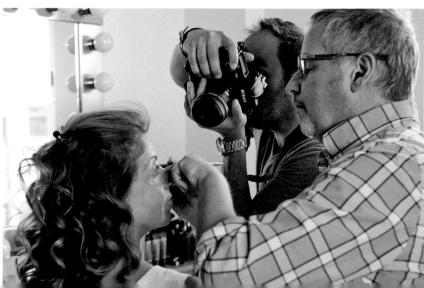

BIOGRAPHIE DE L'AUTEUR

L'amour de Bruno pour le maquillage remonte à l'enfance : à 12 ans à peine, il maquillait déjà ses trois sœurs, assis sur le comptoir de la salle de bain et munis de quelques accessoires rudimentaires. C'est au tournant des années 1980 qu'il amorcera sa carrière de maquilleur professionnel, exerçant d'abord ses talents auprès de magazines québécois, dont *Clin d'œil, Elle Québec* et *Châtelaine*. Dès 1988, le département cosmétique de La maison Chanel fait appel à lui pour tous ses événements se déroulant en région montréalaise.

Rapidement, Bruno est appelé vers un autre médium : la télévision. Très apprécié dans le milieu, il maquillera au fil des ans les animatrices et invitées d'une cinquantaine d'émissions québécoises, dont *Sonia Benezra, Flash, Politiquement Colette,* et bien sûr *La Fureur,* émission musicale qui a marqué le début de sa collaboration régulière avec Véronique Cloutier. Son travail de maquilleur est remarqué par l'industrie télévisuelle, lui méritant à ce jour une statuette et cinq nominations aux galas des Prix Gémeaux.

Au tournant des années 2000, désireux de partager ses connaissances avec le plus grand nombre, il commence à offrir des consultations privées, et propose bientôt une formation complète de maquillage professionnel. À la même époque, il participe en plus comme chroniqueur beauté à l'émission *Salut beauté* de Dominique Bertrand, et de 2007 à 2012, il participera aussi à quelques reprises à l'émission *Les midis de Véro,* sur Rythme FM. Définitivement conquis par le contact avec le public et la possibilité de partager son expérience de maquilleur, Bruno s'est associé en 2009 à la prestigieuse marque Giorgio Armani Cosmetics, et prodigue depuis des ateliers lors de leurs événements saisonniers.

Stimulé par ces expériences et encouragé par Véro, il a entrepris en 2011 la rédaction de *Belles – Outils et astuces pour un maquillage réussi.*

Bruno Rhéaume est le maquilleur attitré de Véronique Cloutier depuis plus de quinze ans : que ce soit pour un événement spécial, un plateau télé ou une séance de photos, c'est toujours sur le pinceau de Bruno qu'elle compte pour briller sous son meilleur jour.

www.brunorheaumemaquilleur.com

REMERCIEMENTS

Un profond merci à toute la superbe équipe des Éditions Québec Amérique : Jacques Fortin, fondateur, pour avoir cru en ce projet novateur et pour le moins audacieux; Caroline Fortin, directrice générale, pour ta totale ouverture, ton humanité, ton réconfort, ton enthousiasme débordant et tes réponses à chacune de mes questions; Martine Podesto, directrice des éditions, pour ta rigueur tout en douceur, ton écoute, ton soutien constant et ton indispensable sens critique; Myriam Caron Belzile, éditrice, pour avoir été le prolongement de mes pensées, les mots sur mes visages ainsi que pour ta fougue, ton insatiable curiosité et ton inimitable style; Anouk Noël, illustratrice, pour avoir parfaitement reproduit ce qu'il y avait au bout de mes doigts; Nathalie Caron, directrice artistique, pour ton calme contagieux, ta créativité, ta vision nuancée et respectueuse de ce livre; Julie Villemaire, graphiste, pour ton travail dans l'ombre, mais absolument essentiel. Une pensée aussi pour Sabine Cerboni, qui a assuré la révision linguistique en un temps record pour que tout soit prêt dans les temps.

Merci à la belle équipe de Shoot Studio : Pierre Manning, photographe, pour ton remarquable talent, ta sensibilité et ta folie; Audrée Desnoyers pour ton doigté tout en finesse et ton infinie patience; Sarah-Claude Lauzier, productrice, pour ton parfait sens de l'organisation et la coordination harmonieuse de cette belle équipe; merci également à Fabrice Gaëtan et Émilie Routhier, assistants à la photographie, pour votre travail indispensable. Merci à Amélie Thomas, coiffeuse, pour ta générosité et ta vivacité d'esprit, et à Sandra Bernard, styliste, pour ton souci du détail et avoir compris et partagé ma vision de la beauté.

J'ajoute un énorme merci à celles qui m'ont prêté leur visage pour en faire un livre magnifique, car elles sont l'essence même de cet ouvrage. Véronique Cloutier, Élyse Marquis, Julie Perreault, Isabelle Racicot, Marianne St-Gelais, Louisette Dussault, Rosalee Jacques, Catherine Bérubé, France Néron, Carole Néron, Isabelle Pelletier, Sandra Rossi et Sonia Benezra, merci, à vous toutes.

Un merci très spécial, du fond de mon cœur, à Véronique Cloutier : merci d'être ma muse, l'instigatrice de ce projet et de m'avoir placé au centre de cette belle et magnifique aventure.

Finalement, un merci très personnel à Jean-Claude Brunet, pour la lumière exceptionnelle de tes yeux dans ma vie, pour avoir cru à mes rêves même dans la tourmente. Tu es le vent sous mes ailes.

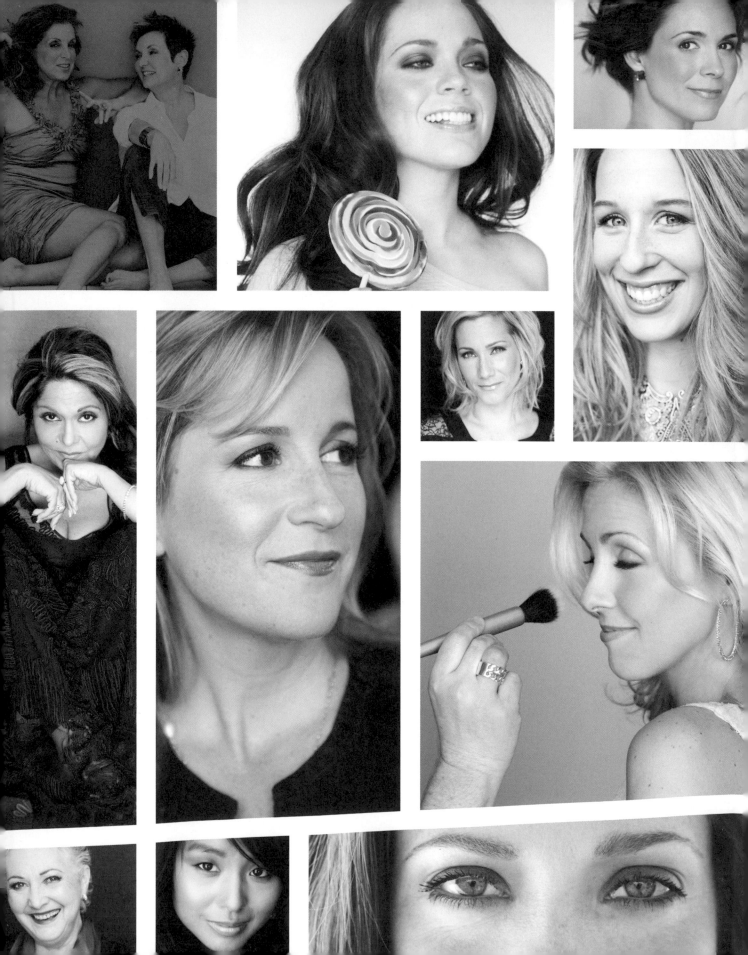